入院医療のための
保険診療ガイド

日常業務のポイントから
レセプトチェックまで

編著 **藍 真澄**
東京科学大学病院保険医療管理部 教授

じほう

まえがき

　患者さんにとって，自分の健康も大切ですが，懐具合も大切です。かつて医療保険の自己負担がゼロだったり1割だったりした時代には，患者さんは懐具合をあまり気にせず医療を受けることができました。現在はどうでしょう。自己負担が3割になり，庶民にとってはそれほど景気が良くなった実感がない状況下で，医療費は無視できない存在になりました。

　一方で，病棟で働く若手医師の多くは，自分の売り物の値段を知らないという，他業種ではあり得ない現状があります。それは医学生から研修医を経て専門医になっても，その間に医療保険制度を学ぶ機会も教材も乏しいからです。医療保険制度や保険診療についての解説書は従来からありますが，ほとんどは制度論が主役であり，医療現場での実践に活かすためには無理がありました。

　逆に臨床研修指定病院をはじめとした大病院では，計算担当の事務職員は医療用語や診療報酬点数は知っていても，病棟や手術室をはじめとした医療現場にはあまり足を踏み入れたことがないかもしれませんし，手術で使用する機器や医療材料の詳細を知らないかもしれません。適切な診療報酬請求には，臨床医と事務担当者の連携をはじめとして，指導医，医師以外の医療職，病院管理に携わる職種などによるチームワークが重要です。実際に生じている誤請求事例のほとんどは，このチームワークに問題があります。

　このような問題点を踏まえ，本書では現場目線を貫き，細かい制度論よりも病棟で働く医師や事務担当者の日常業務に沿って，保険診療の解説を試みました。患者さんの入院時，入院中，退院時，退院後に医師が行う病棟業務に沿って，それぞれの業務が保険制度上どのように評価されているのか，評価としての診療報酬を得るために守るべきルールについて，さらに診療報酬請求上の注意点を解説しています。本書を読み終える頃には，日頃面倒と感じている業務も診療報酬と結びついていることに気づかれることと思います。

　本書はもともと東京医科歯科大学医学部附属病院（現：東京科学大学病院）の診療科内で使うマニュアルでしたが，それを一般病院でも広く使えるように再編集しました。さらに医師をはじめとした医療者の視点だけでは適切な保険診療および診療報酬請求には結び付きませんので，請求事務担当者や病院管理者の視点も加えました。同じ対象でも視点が変わると見え方が違ってこれまで気付かなかった新しい発見があるかもしれません。

本書が，病棟医や医療事務担当者を含む病院職員の保険診療の理解に貢献できれば幸いです。また著者の趣旨に賛同し，出版を引き受けていただいたじほうの担当者の方々に，この場を借りて厚く御礼申し上げます。

　2025年4月

　　　　　　　　　　　　　　　　　　　　　　　　　　　　　　　藍　真澄

本書の構成と使い方

　本書は，第1章で医療保険制度と保険診療，DPC/PDPSについて，第2章では，医師が通常行う病棟業務に沿って，それぞれの業務が診療報酬にどのように反映されるのかを中心に解説しました。また，同時に保険診療としてどのようなことに注意すれば，適切な診療報酬請求が行えるのかという観点で，ポイントをまとめました。第3章では，具体的な診療報酬点数や算定要件，施設基準等の条件を把握するときに必要となる診療報酬点数表の解読法を解説しました。第2章と第3章では，それぞれの項目を極力見開きにまとめ，日常業務の最中にも簡単に参照できるようにしました。

　第2章はそれぞれ以下のような構成になっています。

- ポイント：その項目の最重要事項
- 本文：職種を問わず把握しておくべき要点
- もっと詳しく：その項目について少し発展した内容
- 事務担当者の視点：主に医療事務担当者が把握しておくべき要点
- 管理者の視点：病院の管理職，各診療科等の部長クラスの方々が把握しておくべき要点

なお，項目によっては，「もっと詳しく」，「事務担当者の視点」，「管理者の視点」がない場合があります。

　一般的には，本書の構成通り，制度の概要を把握したうえで，病棟業務のポイント，点数表の解読方法に進んでいただくことを想定していますが，すでに病棟で働いている医師や医療事務担当者の方々にとっては，先に第2章の日常の病棟業務上での保険診療のポイントと診療報酬へのつながりを把握していただいたうえで，第1章の制度論に戻っていただくほうが，理解しやすいかもしれません。

　また，日常業務で忙しい病棟医の方には，まず第2章の全体のポイントと本文を通読していただき，そのうえで「もっと詳しく」，「事務担当者の視点」，「管理者の視点」を含めて読み返していただくことをお勧めします。

　医事課をはじめとした病院の事務部門の方，あるいは診療報酬請求事務に携わる方には，診療報酬の発生源である医師の日常業務を把握していただくとともに，それぞれの医療機関でより適切な請求事務の遂行を目指して，どのよう

に医師等と協働すべきか検討していただく材料としてお役立てください。

　本書は一般医療病棟での保険診療に焦点をおいているので，基本的な考え方は同じでも，外来診療で必要な各論的事項は十分網羅していません。また200床未満の病院や診療所では一部適用されない部分があります。これらに関しては全体を網羅する医科点数表や他の書籍で適宜ご確認ください。

第1章 保険診療と DPC/PDPS の基本 1

1.1 保険診療の基本事項 2

1.2 DPC/PDPS の基本事項 8

1.3 病棟医が知っておくべき病院経営に直結する 18
病棟運営の基本事項

1.4 クリニカルパス 21

1.5 短期滞在手術等基本料 3 25

第2章 患者さんの入院から退院，退院後までと診療報酬 27

2.1 入院から退院までの流れ 28

2.1.1 保険診療上，医師が注意すべきポイント 28

2.1.2 なぜ医師と事務担当者のコミュニケーションが重要か？ 31

2.2 入院時のポイント 33

2.2.1 入院時オーダー 33

2.2.2 入院診療計画書 36

2.2.3 栄養管理計画書 39

2.2.4 入院時の病名登録，DPC コーディング 44

2.2.5 疑い病名とその後の処理 46

2.2.6 食事のオーダーと検食 48

2.2.7 特別食の手配 52

2.2.8 紹介患者さんが持参する診療情報提供書と「お返事」 56

2.2.9 いわゆる差額ベッド・個室料 58

2.3 入院中のポイント 62

2.3.1 カルテ記載 62

2.3.2 悪性腫瘍特異物質治療管理料 64

2.3.3	特定薬剤治療管理料	66
2.3.4	心電図モニター（呼吸心拍監視）	70
2.3.5	カルテ記載時の注意点（DPC の場合）	72
2.3.6	カルテ記載時の注意点（処置範囲など）	74
2.3.7	カルテ記載時の注意点（医師の署名）	76
2.3.8	検査の費用	78
2.3.9	無駄な検査をしないための注意点	82
2.3.10	腫瘍マーカー	84
2.3.11	画像診断の注意点（画像診断管理加算 1 ～ 4）	86
2.3.12	麻酔の注意点（麻酔管理料）	89
2.3.13	薬の適応，禁忌，用法・用量	92
2.3.14	処置や手術で使う特定保険医療材料や医薬品の費用	95
2.3.15	輸血の同意書	98
2.3.16	血漿成分製剤輸注の同意書	102
2.3.17	アルブミン製剤，グロブリン製剤	104
2.3.18	新たな問題が発生したとき	106
2.3.19	入院中の DPC 変更と病名管理	108
2.3.20	入院中の他科受診	112
2.3.21	食止めのオーダー	114
2.3.22	栄養指導や服薬指導のオーダー	115
2.3.23	外泊のルール	118
2.3.24	長期入院	120

2.4 退院時のポイント　122

2.4.1	退院時のオーダー	122
2.4.2	診療情報提供書	124
2.4.3	退院時処方	128
2.4.4	在宅療養に関する機器等と書類	130
2.4.5	病名の確認，疑い病名のままの退院	131
2.4.6	DPC で必要となる提出データ	134
2.4.7	退院サマリー	136

2.5　退院後：診療報酬請求のポイント　138

2.5.1　レセプトチェックの目的　138
2.5.2　レセプトの傷病名と請求内容の確認　140
2.5.3　レセプト記載内容の確認　142
2.5.4　症状詳記の記載　147

第3章　診療報酬点数表の見方　151

3.1　医療の値段　152
3.2　診療報酬点数表解読の必要性　153
3.3　病棟で必要となる診療報酬点数表，診断群分類点数表（DPC点数表）　154
3.4　診療報酬点数表と関連法令　155
3.5　医科診療報酬点数表の構成　157
3.6　流通している関連書籍　161

参考資料

1　保険医療機関及び保険医療養担当規則　抜粋　163
2　厚生労働大臣が指定する病院の病棟における療養に要する費用の
　額の算定方法の一部改正等に伴う実施上の留意事項について　抜粋　184

Column

1　患者から見た名医　42
2　名医すぎる名医　51
3　名医と患者の会話　55
4　名医テレビ先生　61
5　中にいると見えないこと　69
6　コピペ　81
7　行ってはいけない病院　101
8　もの忘れ　111

第 1 章

保険診療と
DPC/PDPS の基本

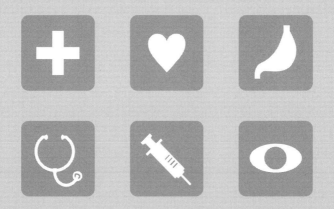

2　第1章　保険診療とDPC/PDPSの基本

1.1

保険診療の基本事項

　本章では，適切な保険診療および診療報酬請求を行うために，最低限知って
おきたい制度論について解説します。なお，病棟業務と保険診療・診療報酬と
の関連について具体的なイメージを先につかみたい方は，先に第2章を一通り
読んでから戻ってきていただくことをお勧めします。

医療保険制度とは？

　医療機関が診療の対価として受け取る金銭のことを診療報酬と呼びます。医
療保険制度による保険診療では，医療機関は患者さんにかかった費用すなわち
診療報酬の一定割合を患者さんから一部負担金として徴収し，その残りの部分
を除いた費用を，健康保険組合などの保険者に請求します。

　また，わが国の医療保険制度では，「国民皆保険」といって国民全員が医療
保険（健康保険）に加入していることが前提となっています。わが国では1961
年からこの国民皆保険となり，このとき同時に国民皆年金となりいずれの社会
保障制度も現在まで維持されています。

　したがって，わが国では現在，交通事故や美容形成に対する自費診療を除
き，ほとんどすべてが医療保険を使った診療，すなわち保険診療で行われてい
ます。いいかえれば，現在のわが国の医療供給体制は，費用面からみれば医療
保険制度を前提にして成り立っています（**図**）。そして，そのしくみは健康保険
法をはじめとした国の法令によって定められています。

保険医，保険医療機関とは？

　保険診療は，「保険医」が「保険医療機関」でルールに基づいて診療を行って初めて成立し，その対価として診療報酬が支払われます。医師は保険医とし
て，医療機関は保険医療機関として，地方厚生（支）局長によって登録されて
いなければなりません。実際これは難しいことではなく，通常，医師国家試験
に合格し，医師免許証があれば保険医になれますし，医療機関も申請すれば保

1.1 保険診療の基本事項　　3

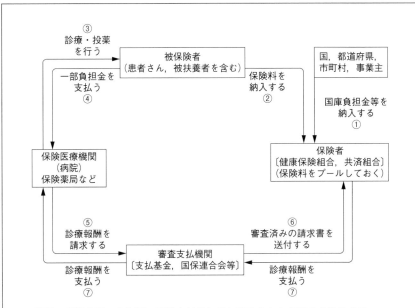

図　医療保険のしくみ

険医療機関になれます（過去に不正行為で保険医あるいは保険医療機関の取り消し処分を受けている場合は簡単ではありません）．勤務医の場合には，医療機関が医師に代わって必要な保険医の手続きをしてくれていますので，病院勤務を始めてしばらく経つと，手元に保険医登録票が届いているはずです．

　なお，保険医登録は都道府県単位で行われていますので，異動で主たる勤務地（医療機関）の都道府県が変わる場合には，保険医登録も移動し，保険医登

録票も変わります。なお，アルバイト（外勤）先が都道府県をまたぐ場合も主たる勤務地の保険医登録が有効ですので，複数の保険医登録票を持つことはありません。

保険診療にはいくつかのルールがあります。保険医療機関であり，保険医であるということは「保険医療機関及び保険医療養担当規則」（療養担当規則あるいは療担と略されます）をはじめとした国の定めた保険診療のルールを守らなければなりません。

診療報酬点数とは？

保険診療に要した費用は，診療報酬点数表や薬価基準・材料価格基準に基づいて算定・請求することになります。一般に診療報酬点数表と呼ばれているものは，正確には「診療報酬の算定方法」という厚生労働省から出されている告示です（平成20年厚生労働省告示第59号，以後，2年ごとに改定）。日本の法律は上位から法律，政令，省令，告示，通達・通知，事務連絡となっており，診療報酬点数表は「健康保険法」および「高齢者の医療の確保に関する法律」の告示であり，法律効果が発生するものです。

保険診療では，個々の診療行為，医薬品，特定医療材料ごとに公定価格として点数（1点10円）が定められています。この診療報酬点数は，原則的に全国一律でどこの医療機関でも同じです。また，保険医であれば研修医でも部長でも病院長でも誰が実施（あるいはオーダー）しても同じ点数です。

出来高とは？

保険診療の診療報酬の基本形は，基本診療料（初診料，再診料，外来診療料，入院基本料等）と呼ばれる基本料金の点数に，実際に行われた医療行為の点数（特掲診療料といいます）を合計して算定されます。これを出来高と呼んでいます。

この診療報酬点数表に基づく出来高による算定方法のルールがあまりにも複雑なために，多くの医師，コメディカル，事務担当者および各医療機関の経営者が日々苦労を重ねているのです。しかし，立場を変えてみれば，国民皆保険という国民全員が加入する保険制度で，日々進歩し，複雑化する医療を基本的にすべてカバーし，しかも費用上の効率化を図るためには，ルールも複雑にならざるをえなかったわけです。

1.1 保険診療の基本事項 5

保険診療のルール（制約その1：定価＝診療報酬点数）

　医療保険制度のルールが直接，医師の医療行為を制約することはありません。ただし，診療報酬が医療機関に支払われるための制約があります。つまり，保険診療のルールに従わない医療行為は，実施しても診療報酬が支払われません。その結果，一部の医療行為は制約されることになります。

　その制約の1つがすでに述べた医療行為や医薬品ごとの定価（診療報酬点数）です。この定価は，勝手に割り引きしたり，割り増ししたりすることはできないことになっています。しかし，これは医療関係者にとって理不尽なことではなく，必要な部分にはあらかじめ割り増しや割り引きが設定されています。たとえば，深夜に緊急で行うことが必要な診療に対しては，深夜加算という割り増しがありますし，一方で1回の採血で行うことのできる血液生化学の検査項目は，一定項目数以上は定額にして事実上の割り引きとされています。

保険診療のルール（制約その2：算定回数や期間の制限）

　糖尿病の患者さんに対するHbA1cは月に1回分しか請求できません。また，リハビリテーションでは，算定できる日数に制限があります。これらのルールは，先に述べたように医療そのものを制約しているわけではなく，HbA1cを毎週測定したからといって，罰則が科されるわけではありません。ただし，診療報酬は月に1回分しか支払われません。ではこれが理不尽な制約かというとそうではありません。HbA1cは約3カ月間の平均血糖値の指標ですから，頻繁に測定しても意味がありません。同様にリハビリテーションも多くの患者さんのデータから算定できる上限日数が決められています。つまり，多くの場合，妥当な医療から逸脱するものに対して，診療報酬上の制約がかかっているのです。

保険診療のルール（制約その3：算定要件）

　次に，支払う診療報酬にふさわしい医療行為が行われたことに対して客観的な証拠を残しておくために，算定要件と呼ばれる条件が設けられています。たとえば，入院から7日以内に「入院診療計画書」を患者さんに渡して説明することが入院基本料の算定要件の1つです。また，医師が行う患者さんの指導や医学的管理は，目に見えない技術であり，それを診療報酬として評価するため，医師が患者さんに対して行った療養上の指導の要点をカルテに記載するなどの算定要件が設けられています。

日常業務において，この算定要件には特に注意が必要です。医師によるカルテの記載や書類の管理が診療報酬請求においていかに大事なことになるかを，本書を読み進めることで理解してください。

保険診療のルール（制約その４：保険診療と保険外診療の併用の原則禁止）

また，保険外併用療養費制度を活用する場合を除いて，保険診療と保険外の医療（自由診療）を同時に行うこと（いわゆる混合診療）は原則禁止とされています。つまり，保険診療では，医療保険で請求できないからといって保険外の医療に対する費用を患者さんに請求することはできません。同様に，画期的な医療行為，いいかえれば現段階では保険診療として有効性と安全性が確立されていない特殊な医療行為の場合には，いかにそれが患者さんのためになるとしても，患者さんに費用負担を求めることはできません。

保険診療における医師の役割と責任とは？

保険診療において医師は，コメディカル，事務担当者などの他の職種と決定的に違うところがあります。それは，**診療において唯一オーダーを出せるのが医師**であるということです。保険診療でオーダーを出すということは診療報酬が発生することを意味しています。すなわち，医師は診療報酬の発生源です。医療機関内であれば，入院であっても外来であっても，診療報酬は医師の判断，すなわちオーダーによって決まります。

したがって，病棟医は看護師から「先生，オーダーが入っていません」と催促されるばかりでなく，事務担当者からも「先生，病名が入っていません」とか，「書類を早く出してください」と催促されることになります。病棟医は常に振り回されているかもしれませんが，保険診療では医師のオーダーがなければ何もできないのです。

また，**医師はオーダーを出すことで診療報酬請求についても責任を負う**ことになります。医師以外の医療者は，医師が適切なオーダーを出せるようにサポートし，さらに事務担当者は，適切な診療報酬請求をサポートすることが重要です。医師が事務担当者に任せっきり，または事務担当者が伝票やオーダー画面しか見ないというのでは，医療機関の中で連携や情報共有が不十分になり，コミュニケーションのミスでさまざまな問題が起こることになるでしょう。お互いが働きやすくなるよう努めることでお互いの業務が効率化され，よりよい

職場環境にもつながっていきます。

保険診療で医師（病棟医）に求められることとは？

　現在，大学病院をはじめとした大病院のほとんどでは，入院医療の診療報酬に診断群分類別包括払方式（DPC/PDPS）を採用しています（詳細は次頁以降）。DPC/PDPSでは，たとえば細菌性肺炎という病名で診療報酬がほぼ決まってしまい，包括される検査や処置については数多く行っても，行わないときと同じ点数です。つまり，経営上は，DPC/PDPSの包括範囲外すなわち出来高で請求できること以外はまったくしないように患者さんを治療することが，最も収益率がよいということになります。

　しかし，現実的に患者さんに必要な検査や投薬をしないわけにはいきません。DPC/PDPSにかかわらず，保険診療で医師に求められるのは，無駄な検査や投薬，不要な入院期間の延長を避けることです。

①無駄な検査や投薬をしない

　無駄な検査や投薬は患者さんにとっても大きな負担ですし，無駄な投薬は副作用のリスクのみが増大します。医師は基礎的な身体所見や理学所見をしっかりとり，問題点に対して必要な検査を選択してオーダーし，その結果を十分検討し，必要な投薬を直ちに行うといった，まさに常識的な医療の実践が求められます。

②無駄に入院期間を延ばさない

　無駄に長い入院期間は，多くの場合，患者さんやその家族にとって大きな負担を強いることになりますが，病院にとっても負担になる場合があります。入院期間はできるだけ短くする必要があります。診療科によっては限界もありますが，個々の医師の努力も必要であることはいうまでもありません。

③手技を失敗しない

　わざと失敗する医師はいませんが，失敗された患者さんには大きなダメージが残ることになります。研修医の手技の習熟に対してある程度の時間やコストがかかることは不可避ですが，手技を行う前に教科書やマニュアルなどで十分な予習をしなかったために失敗することはフォローできません。医師が手技を失敗しない，医師に手技を失敗されないよう，全職種が協力すべきです。

8　第1章　保険診療とDPC/PDPSの基本

1.2

DPC/PDPSの基本事項

DPC/PDPSとは？

　「DPC」と聞くと，保険診療のルールでさえわかりづらいのに，さらに複雑なわかりづらい制度のような印象をもってしまうかもしれませんが，むしろ出来高よりも簡単かもしれません。ただし，出来高とは異なる部分を把握する必要があり，さらにDPCだけでは診療報酬請求できません。保険診療の診療報酬請求の基本である出来高評価のシステムを理解したうえで，DPCについても理解を深めていただきたいと思います。

　一般に病院内で「DPC」と呼んでいますが，正式にはDPC/PDPS（Diagnosis Procedure Combination/Per-Diem Payment System），すなわち，診断群分類に基づく1日あたりの定額報酬算定制度あるいは包括支払制度といいます。診療報酬請求事務の簡略化を目的の1つとして導入されました。つまり，DPC/PDPSではすべてが出来高の場合の診療報酬請求と比べて，手続きがより簡単になります。

　なお，用語の定義として，**DPCは診断群分類を，DPC/PDPSは診断群分類に基づく包括払い方式**を指します。本書でも特に断りがない限りは，この定義に沿って記載しています。

DPC/PDPSの基本式

　基本形は，次のとおりです。

> 診療報酬総点数 ＝ 包括評価部分 ＋ 出来高評価部分

　基本的な考え方としては，病院の基本的な管理運営部分の点数（ホスピタルフィー）を診断群分類（DPC）で決まる包括として手続きを簡単にして，それに医師らが行う診療技術部分の点数（ドクターフィー）を出来高として足すものです（**図1**）。

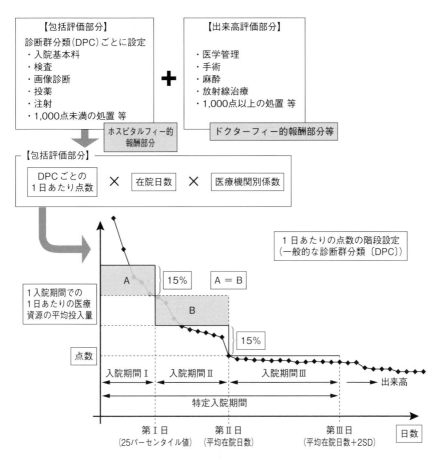

図1 DPC制度における診療報酬の概要（中央社会保険医療協議会診療報酬調査専門組織（DPC評価分科会）資料，2014年度診療報酬改定の概要（DPC制度関連部分），2014年3月5日版をもとに作成）

包括評価部分の計算式

さらに包括評価部分は次のようにして算出されます。

包括評価部分＝DPCごとの1日あたりの点数×医療機関別係数×入院日数

・「DPCごとの1日あたりの点数」は，DPCごとに決められており，全国一律で，診断群分類点数表のとおりです。点数表にはDPCごとに入院期間

Ⅰ，Ⅱ，Ⅲの３つの点数が記載されています。入院期間については後述しますが，上記の包括評価部分は入院期間ごとに計算し，その総和とします。

・「医療機関別係数」は，各DPC対象病院の役割や機能などを評価する係数で，年度ごとに変わります。新たな施設基準の届出を行わない限り，年度途中で変わることはありません。この係数の詳細は後述します。

・「入院日数」はその患者さんの在院日数（入院した日数）です。

入院期間と包括評価部分の診療報酬

DPC/PDPSで診療報酬算定する期間を，「特定入院期間」と呼びます。この特定入院期間は入院期間Ⅰ，Ⅱ，Ⅲの３つに区分され，それぞれの期間の最終日が入院日Ⅰ（あるいは第Ⅰ日），入院日Ⅱ（あるいは第Ⅱ日），入院日Ⅲ（あるいは第Ⅲ日）となります（図1）。診断群分類点数表の告示では主に「入院日Ⅰ」等と表記していますが，本書では図に合わせて「第Ⅰ日」等と表記することとします。

たとえば，第Ⅰ日が入院後６日目，第Ⅱ日が入院後10日目，第Ⅲ日が入院後30日目でDPCごとの１日あたり点数が入院期間Ⅰで3,000点，Ⅱで2,000点，Ⅲで1,500点となるDPCの場合，医療機関係数が1.522の病院に入院したある患者さんの入院日数が22日間であった場合の包括評価部分の診療報酬Sは，

$$S = 3,000 \times 1.522 \times 6 + 2,000 \times 1.522 \times 4 + 1,500 \times 1.522 \times 12$$

となります。つまり，入院日数22日間のうち，入院期間Ⅰが６日分，入院期間Ⅱが４日分，入院期間Ⅲが残りの12日分でそれぞれの「DPCごとの１日あたりの点数」と医療機関係数を乗じて，その総和を計算します。

入院期間の設定方法

入院期間Ⅰ，Ⅱ，Ⅲそれぞれの日数の設定方法について説明します。基本となるのは，入院期間Ⅱです。入院期間Ⅱの最終日である第Ⅱ日は，そのDPCにおける「平均在院日数」に相当します（全国のDPC対象病院からの提出データから算出された平均で小数点以下は切り上げます。

そして，「特定入院期間」は，この「平均在院日数」に標準偏差の２倍を加えた日数（+2SD）より大きく，最も近い30の倍数の日数になります。たとえ

ば平均在院日数が10日で標準偏差が5日のDPCでは，特定入院期間は30日（10＋5×2＜30）で，

30日目が第Ⅲ日ということになります。なお，特定入院期間を過ぎた場合（すなわち第Ⅲ日以降は）出来高に移行します。

図1では最も一般的なDPCの1日あたりの点数の推移を示していますが，現在のDPC/PDPSは，疾患と治療内容の特性によりさまざまなパターンの入院期間と1日あたりの点数の設定があります。ただ，どのようなパターンであっても，そのDPCの第Ⅱ日（平均在院日数）で退院した場合に，ちょうど「そのDPCにおける1入院での標準的な医療資源投入量（医療費)」になるように設定されています。

次に，入院期間Ⅰ（第Ⅰ日目まで）の設定ですが，一般的なDPCでは，第Ⅰ日は，「DPCごとの入院日数の25パーセンタイル値」に相当します。つまり，全国のデータ上で，そのDPCで入院した患者さんの在院日数を，短い順に並べた場合の，短いほうから4分の1にあたる日数です。たとえば，100人分並べた場合は25人目の在院日数となります。

入院期間Ⅰの1日あたりの点数は高く設定され，Ⅱ，Ⅲとなるに従って点数が低くなるDPCがほとんどです。ただ，高額薬剤を用いるDPCでは，入院期間Ⅰが非常に短く高点数が設定され，入院期間Ⅱの点数が入院期間Ⅲよりも低く設定されている場合があります。

DPC/PDPSに限りませんが，長期入院では1日あたりの点数が下がります。すなわち，長期入院は，患者さんとその家族に大きな負担となると同時に，病院の経営にとっても負担となります。患者さんの状態にもよりますが，それぞれのDPCの第Ⅱ日，すなわち平均在院日数までに退院できるようにすることが，患者さんにとっても病院の収益面でもよいことになります。

医療機関別係数

医療機関別係数は，各DPC対象病院に年度ごとに通知される係数で，この大小によって医療機関の収入は大きく影響を受けます。

医療機関別係数＝基礎係数＋機能評価係数Ⅰ＋機能評価係数Ⅱ

基礎係数は，大学病院本院群，DPC特定病院群，DPC標準病院群の3群に群別の係数が付与されています。同一群内の係数は同じです。大学病院の本院

は名前のとおり大学病院本院群となります。大学病院本院以外の病院のうち，大学病院と同等の医療機能の病院は特定病院群となり，それ以外の病院が標準病院群になります。大学病院本院群の基礎係数が最も大きく，次いで特定病院群，標準病院群の順になっています。

　機能評価係数Ⅰは，入院基本料加算に相当する係数で，各医療機関がそれぞれの加算について施設基準を満たし届出を行うことで係数を得ることができます。各加算に相当する係数値が公開されています。より多くの施設基準を満たすことで係数は上がります。病院群別係数と機能評価係数Ⅱは年度途中に変更されることはありませんが，機能評価係数Ⅰは施設基準の届出あるいは取り下げによって年度途中でも変更することになります。

　機能評価係数Ⅱは，政策的に重要な医療機能を果たす病院に高い係数が付与されます。これまで政策的な重要度によってこの係数を構成する項目（指数）は変遷を遂げています。この係数値の計算方法は非公開で，医療機関には結果だけが知らされます。できるだけ係数値を上げるためには，病院全体での取り組みが必要です。特に地域医療指数は，それを構成する各項目が診療報酬改定のたびに変更されますので，それぞれの医療機関の立地や特性に合わせて戦略的にポイントを取りに行く必要があります。カバー率指数の算定根拠となる年間12症例以上診療するDPC数を増やすことは診療科単位あるいは病院全体での検討が必要です。各病棟医ができることとして，効率性指数の算定根拠となるDPCの第Ⅱ日までに退院する患者割合を上げることが挙げられます。診療科あるいは病院単位であれば，カバー率指数の算出根拠となる年間12症例以上診療するDPC数を増やすことや，地域医療指数の各項目を戦略的にとりにいくなどの方策も挙げられます。

👉もっと詳しく

　診断群分類に基づく包括払い方式，すなわちDPC（DPC/PDPS）は，2003年4月に国立大学病院をはじめとした特定機能病院で本格的に導入されました。その後，DPC/PDPSを採用する病院は徐々に増加し，現状では日本国内の病床数でみると，DPC対象病床のほうが，それ以外よりも多くなっています。なお，臨床研修を行う病院の大多数がDPC対象病院です。

　導入以降，現在まで診療報酬改定に合わせて包括範囲や診断群の見直し等の改正が行われてきたものの，大枠は当初と変わっていません。

DPC/PDPS の対象外

　DPC対象病院でも，すべての入院患者さんがDPC/PDPSの対象となるわけではありません。不幸にして入院後24時間以内に死亡した場合や，医薬品や医療機器の治験の対象になっている場合，あるいはDPCコーディングの結果，DPC/PDPSにあてはまらない場合などでは，出来高払いとなります。診療報酬改定の際にはDPC/PDPSも改定され，DPC/PDPSの対象から外れる場合や，逆にそれまで対象外だったものが対象となる場合があります。また，対象となる患者さんであっても，上記のとおり入院日数が「特定入院期間」を超えた場合は，超えた日（第III日）以降は出来高払いになります（この場合，1回の入院でも特定入院期間までのDPC/PDPSのレセプトと，それ以降の出来高払いのレセプトの2つを作成することになります

DPC コーディング

　DPC，つまり診断群分類は，
　・入院した患者さんの傷病名
　・手術や処置などの主な医療行為の内容
　・合併症（副傷病）の有無
　・重症度
などによって決まります。ここでの傷病名とは，医療資源を最も投入した傷病名（医療資源病名）です。なお，「医療資源」とは，その医療に必要となった人的（医師，看護師をはじめとした医療者），物的（医薬品や医療材料，設備）コスト，すなわち，人件費や材料費などを指します。複数の傷病名が医療資源病名の候補に上がるには，それぞれの傷病名に対する医療費を出来高で計算し，比較して決めることになります。

　このDPCを決める作業をDPCコーディングといい，診断群分類コード（DPCコード）の14桁について，診断群分類ツリー図（診断群分類定義樹形図，**図2**）や診断群分類点数表（DPC点数表）等を用いて行います。

　診断群分類コード14桁の各桁が示すものは，**図3**のとおりです。

　したがって，DPCコーディングは，まず医療資源を最も投入した傷病名（医療資源病名）を患者さんの主治医が決めることから始めます。医療資源病名は，もともと多くの病気を治療中の患者さんの場合，必ずしも入院のきっかけとなった病名（入院契機病名）と同じにならないこともあります。つまり，入院

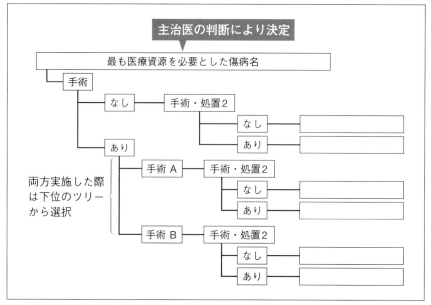

図2　診断群分類ツリー図の構成

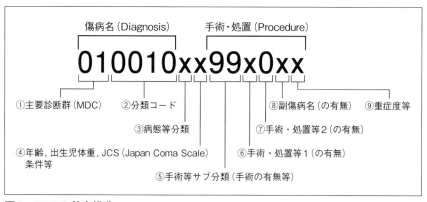

図3　DPCの基本構造

契機病名よりも，既往症すなわち入院時に併存している傷病名（入院時併存傷病名）に対する治療により費用がかかった場合，医療資源病名は入院契機病名ではなく入院時併存傷病名になります。また，入院後に見つかった病気や生じた病気（入院後発症傷病名）に対する治療のほうに入院契機病名よりも費用がかかれば，やはり入院後発症傷病名が医療資源病名になります。

　次に，診断群分類ツリー図を用いて，7～14桁目を決めていくことになります。ここで，合併症すなわち副傷病名の有無には注意が必要です。手術や主要な処置の有無はあまり問題になることはありませんが，診療報酬を左右する副傷病名（定義副傷病名と呼びます）が抜けてしまうとDPC/PDPSの点数が大きく異なる場合があります。すべての副傷病名が診療報酬に影響するわけではありませんので，自分が属する診療科で頻度の多いDPCについては，定義副傷病名があるのかどうか確認しておく必要があります。

　このように，DPCコーディングにあたって，医師の役割は大変重要です。入院時のDPCの決定（仮決定）と退院時のDPCの確認・最終決定，提出データに必要な診療情報の確認（提出データの一部は看護師等にも確認が必要）のすべてに医師の関わりが求められます。

　しかしながら，医療資源病名の候補が多くある患者さんなど，DPCコーディングが一筋縄ではいかない場合には，病棟医のみで悩まずに事務担当者のサポートを得ましょう。特に主治医の診療科以外の疾病をもつ患者さんの場合には，おそらく医師のみで医療資源病名を決定するのは困難と思われます。つまり，その患者さんの入院契機病名や入院時併存傷病名，入院後発症傷病名のうち，どの病名が医療資源病名になるのかを定義副傷病名まで含めて判断するには，日常，診療報酬算定をしている事務担当者のほうが長けているでしょうから，そのサポートが重要となります。

事務担当者の業務

　事務担当者のDPC対象病院での業務を患者さんごとにみると，以下のようになります。

入院時：DPC/PDPSか出来高かを確認
　　　　　（DPCの場合）予定入院の場合はDPC決定
　　　　　　　　　　　　緊急入院の場合は入院契機病名でDPCコーディングをサポート
入院中：出来高部分の算定，必要に応じてDPCの変更
退院時：①DPCの確認とDPCコーディングによる診療報酬算定
　　　　　②患者さんから一部負担金を徴収
　　　　　③提出データに必要な診療情報について医師，看護師等に確認
退院後：①レセプト作成
　　　　　②提出データの作成・提出

　DPC/PDPSで最も重要なポイントは，いうまでもなく医師によるDPC（診断群分類）の決定であり，事務担当者としてはこれをスムーズに医師に確認できれば，請求業務が格段に進めやすくなります。したがって，緊急入院や予定どおりに治療が進まない患者さん等，医師がなかなかDPCを決められない場合には，事務担当者のほうからカルテ情報等を参考にして候補となるDPCを提示するなど，単に待つだけでなく，必要に応じて積極的に医師に協力することが重要です。

　また，正しいコーディングがなされるように事務担当者として見張ることも重要です。とくにアップコーディングは不正請求につながります。コーディングが正しくないと，DPC/PDPS関連のデータ提出時にも不都合が生じることについて医師に説明しなければなりません。なお，厚生労働省からは，DPC/PDPS傷病名コーディングテキストが出されていますので，これを活用し情報共有するとよいでしょう。

　医師との連携，情報交換によって，適切なDPCコーディングが継続的に行われる体制を維持するように事務担当者として努めましょう。

管理者の視点

DPC/PDPS導入のメリット

病院にとってのDPC/PDPS導入の主なメリットは，事務作業の簡略化と収入増です．DPC/PDPSでは，包括部分は細かい医療内容によらず診療報酬が一定額になりますので，事務作業が簡略化されます．また，ほとんどの場合，DPC/PDPSのほうが出来高よりも同じ診療内容の点数が高くなるよう設定されているため，病院にとって収入増となります．さらには，包括部分について査定されることがなくなるというメリットもあります．

ただし，DPC/PDPSを導入すると，診療行為に関するデータについて別途提出を求められることになります．また，患者さんの病状や経過によっては，平均以上の医療資源の投入が必要となり，出来高よりも収入が減るケースもあります．ある程度の規模の医療機関で，データ提出を担当する事務職員を十分配置できる場合，これらのデメリットを差し引いても，DPC/PDPS導入のメリットが上回るということになります．

DPC/PDPSの導入後

次にDPC/PDPSを導入した場合，不適切なDPCコーディングが生じないよう，院内でチェックできる体制を整えることが必要になります．厚生労働省も，DPCコーディングの適正運用のための委員会を年4回以上開催することをDPC対象病院に一律求めていますが，これも実際に活用するなどして，できるだけ多職種が参加するようにし，院内の啓発に努めましょう．

日常のDPCコーディングの適正化には何といっても病棟医の意識が重要です．各診療科の指導医には自分の領域のDPCコーディングについて十分理解してもらう必要があります．厚生労働省から出されているDPC/PDPS傷病名コーディングテキストも活用してください．

また，管理者としては，日常の病棟業務の管理と同様に，医療機関別係数についても意識しなければなりません．DPCコーディングが患者さん単位あるいは診療科単位の問題であるのに対して，医療機関別係数は病院のDPC対象の患者さんすべてにかかわることになりますので，極めて大きな影響があります．出来高でも入院基本料や入院基本料加算は施設基準によって点数差がありますが，DPC/PDPSでは病院全体の体制によって点数差が生じることになります〔最も高い（係数の大きい）病院と低い（係数の小さい）病院では実に約20％の差が生じています．さらに東京都内の大学病院で比較しても10％以上の差があります〕．

1.3

病棟医が知っておくべき病院経営に直結する病棟運営の基本事項

病床稼働率とは？

　病院の経営指標として重要なものの1つに病床稼働率があります。病院全体の病床稼働率は，占床数を全病床数で割ったものです。例えば，全病床数800床の病院で，占床数720床であれば病床稼働率は90％です。一般的に病棟ごとや，診療科ごとの病床稼働率も病院管理上のデータとして用いられます。病棟医にとっては病棟が満床に近ければ近いほど業務量が増えるので必ずしもうれしい状態ではないかもしれませんが，病院経営上は，満床に近い，すなわち病棟稼働率が高い方が望ましい状態です。

　「病床稼働率＝占床数／全病床数」ですが，占床数には，その日の入院患者と他院患者の両方を含みます。退院した患者の病床にその日のうちに別の患者が入院してきた場合（玉突き入院の場合），その日のその病床の稼働率は200％になります。

　これは，入院料を1日単位で計算することに関連しています。旅行先でホテルなどに宿泊する場合の料金は通常1泊あたりで計算するので，1泊2日であれば，1泊分の宿泊料金になります。これに対し医療機関の入院料は1日単位で計算しますので，1泊2日であれば，2日分の入院料を診療報酬として算定します。したがって，先の例のような玉突き入院の場合，入院料も1日で2人分すなわち稼働率200％となるわけです。病床稼働率の理論上の最大値は200％＊となりますが，保険診療では，医療の質担保の観点で月平均105％を超えてはならないこととされています。

　＊：すべての病床が1泊2日入院の患者で常に玉突き入院になった場合が該当

固定費とは？　変動費とは？

　一般に，病院の経営状態は病床稼働率に大きく左右され，**経営改善を図る際の最重要課題は病床稼働率の向上とされています。**これは，医療機関の収支構造に起因しています。保険医療機関では，収入の大部分すなわち診療報酬は公

定価格であることと，支出全体に占める固定費の割合が高いという特徴があります。医療機関における主な固定費は，施設に関連するコストや人件費で，これらは稼働状況によらずほぼ一定です。空室あるいは空床でもその施設管理コストはかかりますし，保険医療機関では病床数で看護師の配置数の下限が決まってしまうので，稼働率が低くなっても人件費は一定水準より下がることはありません。(理論上は給与を下げることができますが，実行すれば皆辞めてしまうでしょう)。固定費の対語は変動費です。医療機関では医薬品費や材料費が主な変動費で，一般に患者数や手術数などに比例して変動費も増減します。医療機関では，その規模によらず変動費に比べて固定費が大きな割合を占めます。

病院の経営改善を図るには？

　経営改善すなわち収支の改善を図るためには，収入を増やすか支出を減らす，あるいはその両方が必要です。支出における固定費割合が大きいということは，支出を減らすといっても限界があることを意味します。したがって収入を増やすことに注力しなければなりません。収入を増やすためには，単価を上げるか患者数を増やす（入院医療では稼働率を上げる）ことが必要ですが，診療報酬が公定価格であるために収支改善のために各医療機関が勝手に値上げするなど単価を上げる方策を取ることができません。つまり，稼働率を上げる以外に現実的な方策はありません。

　次に稼働率を上げる，あるいは維持する方法です。単純に稼働率を上げるだけであれば，患者さん1人ひとりの入院期間を長くする（すなわち平均在院日数を長くする）のも1つの方法ですが，得策ではありません。なぜなら保険診療の入院料は入院期間が長くなると1日あたりの単価が安くなるからです。これは医療費削減のための政策誘導で，DPC/PDPSであれば入院期間Ⅰまでの診療報酬が高く，その後段階的に安くなり入院期間Ⅲではほとんどの医療機関で病床あたりの固定費を賄うことができません。出来高算定となる場合でも入院後14日までは加算がありますが，その後の入院基本料のみで固定費を賄うことは困難です。病棟医を含めた病棟の職員としては，できるだけ長期入院は避け，安全かつ現実的な範囲で平均在院日数の短縮に努めてください。☞ **2.3.24**

新たな入院患者を獲得するには？

　入院期間を延ばさずに稼働率を維持するためには，**新入院患者を増やすしかありません。**新たな入院患者の獲得は病棟医の役割ではなく，外来診療担当医や地域連携の担当者を中心に病院全体で取り組むものです。かつては自院の外来に通院している患者さんが将来的に入院患者となる母集団とされていました。しかし，臨床研修指定病院の多くは大学病院や地域中核病院であり，医療機能分化の観点で一般外来は縮小する方向です。一部の病院を除けば自院の外来だけでは病床は埋まりません。一方で地域のクリニックや中小病院など連携医療機関の外来からの紹介が主たる入院経路になっており，**病診連携・病病連携の重要度が増しています。**

1.4 クリニカルパス

クリニカルパス

クリニカルパスとは？

　クリニカルパス（パス）にはさまざまな役割がありますが，**最大の目的は医療の「標準化」**であり，その結果として医療の効率化が図られることになります。すでにほとんどの病院で用いられていますので，入院医療の現場でお目にかかることは少なくないはずです。日常の入院医療の現場では予定表（To do list）のように使われています（**図**）。横に時間（病日あるいは時間），縦に検査や投薬，注射，処置等のオーダー内容とアウトカム設定（目標設定）が並んでいます。パスにオーダーに対する実施記録や，診察所見や検査結果等の評価を加えれば，経過表になり，さらにはカルテにもなります。入院時に患者さんに渡す入院診療計画書としてパスの内容をわかりやすく記載した「患者パス」を作成することもあるでしょう。実際患者パスのほうが単なる入院診療計画書よりも入院中いつどんなことを行うのかといった具体的な治療の計画が示されるので，患者さんの不安を軽減し，患者さんが治療に協力的になるといった利点があります。

　検査や注射，処置といった指示をまとめて簡単に出すことができるのが，パスのメリットの1つですが，単なるオーダーセットで終わらせるのはもったいない限りです。いったん作成されたパスは，アウトカム評価（設定した目標に到達したか）やバリアンス分析（パスの設定通りにならなかった場合にその原因，理由を検討すること）を行うことにより，診療内容や体制を見直し，パスそのものを改善することにより，最終的には治療成績の向上につなげたいものです。

　パスを作成する際には，比較的患者数の多い疾患について，これまでの診療内容を見直すことから始めます。入院から退院までの診療内容はある程度パターン化していますので，それをパスの原型にします。さらに日々のアウトカムとパス終了時のアウトカムを設定します。作成時には医師だけあるいは医師と看護師だけではなく，薬剤師や栄養士，リハビリを担当する療法士などと協

22　第1章　保険診療とDPC/PDPSの基本

内001　**糖尿病教育入院パス（DPC: 100070）**　　ID:　　　氏名　担当医：
　　　　　　　　　　　　　　　　　　　　　　　　　　　　　　　　担当看護師：
　　パス適用基準：　　　　　　　　　　　　　　　　　　　　　　担当薬剤師：
　　パス除外基準：　　　　　　　　　　　　　　　　　　　　　　担当管理栄養士：
　　退院時アウトカム：

日　程	入院日数	1	2	3	4	5	6	7
	日　付	4月8日	4月9日	4月10日	4月11日	4月12日	4月13日	4月14日
移動・食事	移　動	午前入院						午前退院
	食　事	昼食より開始 糖尿病食 1,680 kcal/day		朝食待ち				朝食まで (昼食より止)
検　査	血糖測定	11:30 17:30 21:00	7:30 10:00 11:30 14:00 17:30 20:00 23:00	7:30 11:30 17:30 21:00	7:30 11:30 17:30 21:00	7:30 11:30 17:30 21:00	7:30 11:30 17:30 21:00	7:30
	血液検査	入院時一式	朝食前生化学				朝食前生化学	
	その他	検尿 心電図 胸部Xp 腹部Xp	尿生化学 頸部超音波 眼科受診	腹部超音波 トレッドミル			検尿 ABI/PWV 検査	
治　療	管理栄養士関連	糖尿病教室 (集団栄養指導)	栄養評価	栄養指導 (入院栄養指導)				
	薬剤師関連	薬剤チェック					服薬指導 (薬剤指導)	退院時処方あり
	その他			運動処方 @リハ室			運動療法確認	
看　護		入院時オリ プロファイル	生活機能		理解確認		退院時オリ	
バイタル		2検	2検	2検	2検	2検	2検	2検
アウトカム	患者所見			合併症確認	基本知識習得		治療方針決定	
評　価								

図　クリニカルパスの例

力しましょう。パスを適用したら必ずアウトカム評価を行います。また，作成したパスを一定数適用したら，バリアンス分析をしましょう。バリアンスすなわちパスから外れてしまう患者さんが多い場合はパスの修正が必要です。うまく回っているパスは標準化できているわけですが，さらに効率化が図れるか検討することも重要です。

院内パスと連携パス

　日本におけるパスには，病院内で用いられる院内パスと，医療機関連携で用いられる連携パスがあります。基本的な概念はどちらも同じですが，連携パスは医療機関の壁を越えて運用されるものですから，より内容の標準化を求められることとなり，作成・運用の難易度が上がります（そのため，対象疾患や状態をさらに限定するなどします）。

　連携パスについては，その作成・運用が保険診療の診療報酬で評価されているものがあります。脳卒中や大腿骨頸部骨折の患者さんに対する「地域連携診療計画管理料」や，がんの患者さんに対する「がん治療連携計画策定料」などがそれにあたります。つまり，急性期を担当する病院でパスに沿った診療がスタートし，患者さんの治療とともにその同じパスが，リハビリあるいは療養を行う医療機関に引き継がれることを医療機能の分化と連携の証として評価しています。

👉 もっと詳しく

　パスは1980年代に米国で誕生し，1990年代からわが国でも使われ始めました。

　米国でパスが普及した最大の理由は，病院経営上の有用性です。米国の入院医療での医療費は，病院という施設に支払う医療費（ホスピタルフィー）と，医師に支払う医療費（ドクターフィー）とが明確に分かれています。このホスピタルフィーに対する医療費適正化の目的で，1983年にDRG/PPS（Diagnosis-Related Group/Prospective Payment System）と呼ばれる診断群分類による医療費の包括払制度が導入されました。日本のDPC/PDPSはこれを参考に作られています。米国ではDRG/PPSが導入された結果，各病院はできるだけ無駄な出費を減らして収益を確保する必要に迫られました。パスは，病棟で患者さんにとって必要なことを必要最小限，かつ，もらさずに実施するためのツールとして開発され，発展してきました。

管理者の視点

　パスは，病院経営の観点でも，直接的および間接的に大きな意味をもっています。

　パスの普及によって，診療の標準化，効率化が図られ，チーム医療の実践を書類上でも可視化することができるようになりました。設定したアウトカム（目標）とその達成（実行）を判断するパスが一般に用いられることで，治療成績のみならず，医療の質の向上のためのツールとしても用いられています。

　ただし，パスの適用にあたっては，疾患名だけでなく患者さんの状況の評価が重要です。パス適用率が低すぎるのも問題ですが，すべての患者さんにパスを適用するというのはそもそも無理であり，バリアンスばかりになれば，標準化，効率化といったメリットは得られません。

　病院経営の観点では，収入の確保とコスト削減の点も十分考慮したパスを作成し，運用したいところです。入院期間全体を設定するパスの場合には，入院日数の設定においてDPC/PDPSを考慮します。各DPCの入院期間Ⅱの最終日すなわち第Ⅱ日がそのDPCの全国平均の在院日数ですから，入院日数の設定をそれに合わせるのが合理的です。DPCによってはさらに入院期間が短いほうが収益上良い場合もありますので，パス作成時に請求事務担当者も関与することをお勧めします。また，大学病院をはじめ重症例や多くの合併症を抱える患者さんを多く診療する医療機関では，入院期間Ⅱの間に患者さんが退院する前提のパスが適当でないこともあります。少なくともパスで設定した期間を超過する例が多い場合には，バリアンス分析を行ったうえで，適切な入院期間を設定するようにしたほうが長期的には有益となります。

1.5

短期滞在手術等基本料３

　初めにお断りしておきますが，**DPC対象病院では，短期滞在手術等基本料より**
もDPC/PDPSが優先されますので，この項目を算定することはありません。DPC
対象病院でない医療機関で，対象となる手術が行われた場合のみ算定します。

　DPC/PDPSは主にベッドフィーの部分を対象とした１日あたりの包括であ
るのに対し，短期滞在手術等基本料は，包括範囲がさらに広く設定されていま
す。短期滞在手術等基本料３は，行う手術あるいは処置で入院医療費が決まる
「一入院包括」，すなわち，すべてが包括の定額制です。入院期間は最大５日
で，１泊２日でも４泊５日でも同額となります。これに含まれないのは，退院時
処方と食事療養費のみです。設定された診療報酬はそれぞれの手術について標
準的な入院期間に対する入院料と手術および手術前後の投薬や処置等に対する
費用を想定しています。したがって，入院目的の手術に直接関係ない検査や投
薬，処置等を入院中に行ってもその診療報酬は得られず，費用は病院が持ち出
すことになるので注意が必要です。

👉 もっと詳しく

　短期滞在手術等基本料３は2014年４月の診療報酬改定で初めて設定さ
れ，当初はDPC対象病院もこれを算定することとされました。診療報酬請求
の計算が簡単であり，医療機関側の経営努力が収益に直結する利点がありま
す。しかし，大きな欠点もあります。DPC/PDPSでは診療報酬請求だけで
なく診療データが提出されるのに対し，短期滞在手術等基本料３に該当する
場合にはデータが提出されません。DPC/PDPSで集められる診療データは，
将来の医療提供体制を検討するうえできわめて重要であり，包括部分の診療
報酬設定の根拠となっています。短期滞在手術等基本料３を導入したことで
診療データが欠落する部分が生じ，さらにはこの「一入院包括」として設定
された診療報酬点数の妥当性の検証さえもできないことから，現在，DPC対
象病院では短期滞在手術等基本料を算定せず，DPC/PDPSで算定すること

になっています。

　短期滞在手術等基本料3の対象となる手術は決まっており，それ以外には適用されません。また，対象の手術でも何らかの理由で6日目以降に手術が行われた場合や，退院後7日以内に再入院した場合の再入院時には，適用となりません。5日目までに対象手術が行われた場合の6日目以降は出来高算定になります。

　病棟医の業務として，入院中に必要な書類作成やカルテ記載は怠らないようにしなければなりません。また，入院中に入院目的の疾病に対する治療で用いる薬をあらかじめ外来で処方しておいて，入院時に患者さんにもってきてもらうことは原則的にしてはならないと決められています（どうしてもそうせざるをえない理由がある場合には，それをカルテに記載しておかなければなりません）。

事務担当者の業務

　短期滞在手術等基本料3に該当する患者さんのレセプトは簡単ですが，退院時処方がある場合に，その算定漏れがないよう注意してください。

管理者の視点

　短期滞在手術等基本料3に該当する場合，DPCでは出来高となるものも含めてすべてが包括となるため，前後の外来診療を含めて計画的な診療計画が重要となります。

　たとえば，「内視鏡的結腸ポリープ切除術1（長径2cm未満）（K721）」の診療報酬点数は1泊2日の入院期間で単純にこの手術を行うだけの出来高の点数とほぼ同じですから，さらに他の検査等を行うとそれは事実上の無償サービスになります。日程的にも，術前検査は外来で行い，術後合併症がなければ速やか退院という診療計画が求められています。

　患者さんの状況にかかわらず無理に短期入院にすれば，治療成績を悪くする可能性もありますので，質と収益のバランスを考慮した対応が重要です。

第 2 章

患者さんの入院から退院, 退院後までと診療報酬

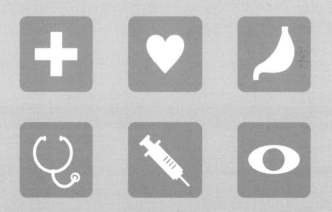

28　第2章　患者さんの入院から退院，退院後までと診療報酬

2.1

入院から退院までの流れ

2.1.1 • 保険診療上，医師が注意すべきポイント

　実際の病棟業務の流れの中で保険診療上のポイントを理解・再確認していただくために，標準的な患者さんの入院から退院，さらに退院後までの流れに沿って，保険診療のポイントをまとめました（**表**）。

①入院時にすること（ ☞ は関連項目の番号）
・入院診療計画書を作成する（入院後7日以内に必ず渡し，患者署名済みの文書をカルテに保管）☞ **2.2.2**
・病名登録，DPC コーディングをする（病名がないと診療報酬は支払われない）☞ **2.2.4**
・食事のオーダーをする（忘れると診療報酬以前に医療機関，医師と患者の関係が崩壊する）☞ **2.2.6**

表　ある患者さんの入院経過
・腹部大動脈瘤手術目的で入院
・既往歴として高血圧，糖尿病（インスリン自己注射）あり

1日目	2日目	3日目	4日目	5日目
入院 入院時オーダー 病名入力 DPC入力 食事指示 入院時検査	手術 麻酔 手術中輸血	術後創傷処置 検査 呼吸心拍監視 麻酔科術後診察	術後創傷処置 検査 呼吸心拍監視	術後創傷処置
麻酔科術前診察 手術同意書 麻酔同意書 輸血同意書取得	集中治療室入室 呼吸心拍監視 術後検査	＜Hb7.9のため＞ 輸血	＜経過良好で＞ 一般病棟へ転棟 食事開始	

②入院中にすること（ 🖙 は関連項目の番号）

- 診療内容のカルテ記載を忘れない（カルテ記載は診療報酬請求の根拠）
  🖙 **2.3.1**
- 特に算定要件にカルテ記載が求められている診療項目に注意する（記載がなければ算定の根拠がない） 🖙 **2.3.2 ～ 2.3.4**
- 無駄な検査をオーダーしない（DPC対象病院では検査の費用は包括評価で項目ごとには算定できない。出来高払いでも算定できる回数に制限がある項目あり） 🖙 **2.3.9**
- 検査結果やレントゲン写真の読影結果の解釈や判断結果をカルテに記載する 🖙 **2.3.8**
- 放射線画像の読影結果は必ずカルテ内に保管（画像診断管理加算が算定できなくなる） 🖙 **2.3.11**
- 麻酔記録は必ずカルテに保管〔DPC対象病院でも麻酔のコスト（麻酔料）は出来高で算定〕 🖙 **2.3.12**
- 薬の適応，禁忌，用法・用量を確認する（これらに違反すれば，算定できない以前に患者さんに重大な副作用が発生する可能性がある） 🖙 **2.3.13**
- 処置内容や，処置・手術で使う医療材料や薬は必ずオーダーする（DPC対象病院でも1,000点以上の処置や手術は出来高で算定，DPC関連の提出データとしても必要） 🖙 **2.3.14**

6日目	7～14日目	15日目	16日目	17日目
術後創傷処置 検査 服薬指導 糖尿病教室 （集団栄養指導） <昼食前に意識混濁,脳梗塞の疑い> 頭部MRI撮影 緊急検査 <MRI異常なし,低血糖だった>	術後創傷処置 検査	午後から外泊	外泊から帰院 服薬指導 栄養指導	退院 退院時処方 在宅自己注射指導 病名再確認 DPC確認

- 輸血や血液成分製剤輸注（FFPなど）の同意書をとったらカルテ内に保管（DPC対象病院でも手術は出来高で算定，輸血は診療報酬点数表では「手術の部」にあることに注意）☞ **2.3.15**
- アルブミン製剤を漫然と使用しない（DPC対象病院では注射の費用は包括評価，血漿分画製剤の投与は診療報酬点数表では「注射の部」にあるので包括範囲）☞ **2.3.16**
- 新たな問題発生時には追加病名登録とDPCコーディングを忘れずに行う（病名が追加になっても登録がなければ診療報酬は正しく支払われない）☞ **2.3.17**，**2.3.18**
- 食止めのオーダーを忘れない（無駄な食事をオーダーしないだけでなく，再開を忘れずに）☞ **2.3.21**
- 外泊のルールを理解する（2連泊は収益を落とすので，原則的に外泊は1泊にする）☞ **2.3.22**
- 長期入院は患者さんにとっても病院にとっても負担増！であることをよく理解する（平均在院日数の短縮は今や社会全体の課題）☞ **2.3.23**

③退院時にすること（☞は関連項目の番号）

- 診療情報提供書を作成する（診療情報提供料が算定できないだけなく，転院または他院の外来でのフォローに支障が出る）☞ **2.4.5**
- 退院時処方を早めに行う（退院時処方の薬剤料は出来高で算定，会計の締め切りに間に合うように出すこと）☞ **2.4.3**
- インスリン自己注射や在宅酸素等の指示の必要書類を用意する（在宅で使用する特定医療材料の費用は金額が大きいうえ，出来高で算定）☞ **2.4.1**，**2.4.2**
- 病名入力とDPCの最終確認を行う ☞ **2.4.1**
- 退院サマリーを出す（原則的には1人分欠けただけでも病院は大損する）☞ **2.4.7**

④退院後にすること（☞は関連項目の番号）

- レセプトのチェックを行う（診療項目だけでは説明不足の場合，必要に応じて症状詳記を書いて添付する）☞ **2.5.2**，**2.5.3**

2.1.2 ● なぜ医師と事務担当者のコミュニケーションが重要か？

　2.1.1 の表（p28～29）に書かれている病棟業務自体は，病棟で働く皆さんにとっては，毎日のルーチンワークで自然に身についていることと思います。さらに，このルーチンワークは，最終的に診療報酬につながっています。保険医，保険医療機関に勤務する医療従事者は，日常業務が保険診療上どのような意味を持ち，どのように診療報酬につながるのかを理解しておく必要があります。

　日常の診療と保険診療のルール，診療報酬の請求はかけ離れたものではありません。研修医をはじめとした若手病棟医にとっては，診療技術を磨くことが重要であることはいうまでもありませんが，コスト意識がないままでは社会人としては失格です。また，保険医療機関で働く病棟医すなわち保険医にとって，保険診療のルールを知り，実践することは最低限の責務です。いかに自分ではよい診療を行っていると思っていても，それが保険診療のルールをまったく無視したものであれば，診療に対する評価である診療報酬は得られないことになります。また，診療報酬請求の業務は事務担当者が行いますが，請求上必要な情報は医師がオーダーを入力し，カルテに記載しておかなければなりません。事務担当者が適切に請求業務を遂行できるよう，保険診療上の的を射たカルテ記載を心がけてください。

　また，診療報酬請求事務担当者にとっては，行われた保険診療について，適正な診療報酬請求ができることが重要であることはいうまでもありません。請求のルールを熟知しないために生じる算定漏れや過小請求は医療機関にダメージをもたらしてしまいます。しかし，逆に多くの点数を算定するノウハウのみを身につけ，詳しい算定要件の根拠を確認しなかったり，治療法の中身を知らなかったりということでは，結果的に重大な算定ミスや，医療機関がペナルティを受けることになりかねません。診療報酬の発生源である医師の日常業務や病棟の動きが頭に入っていてこそ，頼れる事務担当者になりうるのです。

　したがって，適正な保険診療の運用および診療報酬請求にあたり，医師と事務担当者はお互いに十分なコミュニケーションを取り合うことが重要であり，そのためにはまずお互いの仕事をよく理解することが重要になるのです。

管理者の視点

　保険診療では，すでに頑張っている医師や診療科に対して，病院の管理・経営サイドからただ単に「もっと稼げ」といっても実績は上がりません。算定できる要件が規定されている部分は，ルールに沿った改善策が必要であり，稼働が上がらない理由を明確にして対応してもらうことが重要です。また，稼働が上がらない理由が医師個人の問題ではなく，医師を含めた医療従事者と事務担当者の連携の問題である場合や，その医療機関の施設基準など全体として取り組まなければならない問題ということもあるのです。

　したがって，多発している請求漏れを具体的にピックアップしてどうすればそれをなくすことができるか，また，類型の医療機関では算定しているのに自院では算定できていない診療項目を精査して，その算定要件を満たすために不足している要素を具体的に把握し，改善するかが重要になります。

　そして，これらには各担当医の協力が不可欠です。トップダウンの指示ばかりでなく，各担当医の協力を得る努力の積み重ねが，長期的な結果として功を奏することになります。一方，管理側からみると無駄と思えるオーダーでも現場では必要なこともありますし，保険診療のルール上コストがとれないものであっても，臨床的にどうしても必要な処置や検査は実施せざるを得ません。机上の空論に時間を費やすより，必要に応じて現場に足を運んで状況把握したほうが，判断を間違うリスクは回避でき，病院経営にとっても重要です。具合の悪い患者さんを診ずに指示を出せば，むしろ状態がさらに悪くなるのと同様です。

　また，明らかに改善すべきことでも，抽象的な指示や指導はまったく意味をなさないことがあります。ただ「カルテを書け」というのではなく，実際にどういうことを書くべきなのか，あるいは「無駄な検査オーダーを出すな」というのではなく，いったい現在のオーダーの何が保険診療のルール上問題なのか，といった具体的な指示，指導をすることで改善が進みやすくなります。

　すなわち，現場を最もよく知る現場からのボトムアップをサポートする管理体制を構築できれば理想的です。

2.2　入院時のポイント

入院時のポイント

2.2.1 ● 入院時オーダー

○ point

✔ 診療報酬請求においても，入院時のオーダーは重要

　入院が決まったら，まず入院登録をすることになりますが，事務担当者が入院登録を行い，医師が入院に伴う一連の指示，すなわち入院時オーダーを出すのが基本的な流れです。ただし，入院時オーダーの形式は病院によって多種多様で，電子カルテやオーダリングシステムによっても異なります。近年はできるだけ入院期間を短縮する観点で，以前は入院時に行っていた患者さんからの情報収集や入院時検査について，予定入院の場合にはあらかじめ入院前に外来で行うので，予定入院の患者さんの入院時オーダーも入院前に入力していることもよくあるようになりました。それに伴い，入院時オーダーも入院前に入力していることもよくあります。

　しかし，このように形式自体は多種多様であっても保険診療上，注意すべき重要な事項は共通しており，以下のとおりです。なお，クリニカルパスを適用している場合には，「パス適用」の指示でこれらの一連の指示が行われることになります。

①病名，DPC

　入院の原因になった主病名と合併症や既往症を記載します。併せて，DPCで必要になる情報（入院時のDPCコーディング，副傷病名，重症度など）を記載します。

②安静度

　患者さんの病状に合わせて，「ベッド上安静」，「室内フリー」，「病棟内フリー」，「病院内フリー」などと記載します。

③バイタルチェック

「1日1～4検」などと記載します。

④食事

食種，間食の可否，飲水制限などを記載します（食事オーダーについて詳細はp48～54）。

⑤入院時検査

入院時に行う予定の採血，検尿，心電図，レントゲンなどの検査（画像診断などを含む）について記載します。

⑥その他

蓄尿，心電図モニター装着などの必要な指示（オーダー）を記載します。

これらのオーダーは，患者さんに適切な診療を行ううえで欠かせないものですが，それだけではなく保険診療，診療報酬請求においても重要な意味をもっています。特に，病名登録と食事オーダーはそのまま診療報酬請求に直結するものとして十分に注意してください。

■👉もっと詳しく

予定入院の患者さんの入院時検査は，入院前の外来で行われる傾向が強くなっています。これは，各医療機関が入院期間の短縮に努めていることと，従来入院時に行う一般的な検査や画像診断の多くがDPCの包括範囲に含まれるため，できるだけコストを抑える目的があるためです。必要な検査は当然実施すべきですが，直近の外来で実施済みの検査を入院時に重複して行うことがないよう，オーダー前に外来カルテ等も十分確認したうえで，オーダーを出すようにしましょう。

また，長期入院になりやすいリスクを入院前にスクリーニングしておいて，入院に向けて準備する取り組みに対して，診療報酬が設定されています。このスクリーニングは医師の指示のもとで看護師やソーシャルワーカー等が問診を含めてチェックすることになります。病院全体として体制を整備して対応することが求められます。

管理者の視点

　医師は院内で唯一「オーダーを出す」立場ですから，診療報酬請求でいえば「収入発生源」ということになります．したがって，病院経営上（そして医療保険財政上も），勤務する医師によっていかに多くの患者さんが適切に診療され，医療資源の無駄なく効率よくオーダーが出されるかは非常に重要といえるでしょう．

　しかし，チーム医療が常識となった現在，適切な診療と医療資源の効率化は医師の努力のみで達成可能なものではありません．看護師をはじめとした医療スタッフは十分な患者さんのケアとともに，診療の適切なサポートが必要であり，事務担当者は，複雑を極めた診療報酬関連の書類作成について，医師や医療スタッフに対する適切なサポートが求められます．

2.2.2 ● 入院診療計画書

○ point

✔ 入院後遅くとも７日以内に患者さんに渡し，患者署名済みの文書をカルテに保管。空白の欄がないように

　入院オーダーの次には，医師をはじめとした担当スタッフが共同して，入院診療計画書（**図**）を作成し，患者さんまたはその家族に説明して，これを手渡すことになります。これからどのように治療を行っていくかを患者さんに説明し，理解を得る（インフォームドコンセント），ならびにチーム医療を行ううえで必要な情報をあらかじめ共有するという重要なステップであり，制度上は入院後７日以内に所定の用紙に記載して手渡すこととなっていますが，できれば入院当日か翌日には渡すことが診療上も望ましいでしょう。

　また，この入院診療計画書に患者さん（またはその家族）の署名をもらったものの写しを必ず入院カルテに保管することも忘れてはなりません。多くの病院では，もともと用紙が複写になっているので（電子カルテ等の場合には，必ず２枚打ち出して），患者さんの署名をもらったうえで，１枚を患者さんに渡しもう１枚はカルテに保管しておきます（電子カルテの場合，署名をもらったものをスキャン文書としてとり込む）。

　この入院診療計画書の作成，患者さんへの説明・手渡しは入院基本料そのものの算定要件であり，作成しなかった場合はベッドフィー全額が算定できません。また，計画書を作成しなかった場合だけでなく，作成しても患者さんに渡さなかった場合や，カルテに保管し忘れたなどの場合も同様です。すなわち，「計画書」を作っただけでは説明したことになりません。また，カルテに保管されていない場合には，カルテ上に「証拠」が残りませんので，診療報酬として評価されません。

　なお，クリニカルパスを適用している場合には，これに沿って入院診療計画書を作成し，患者さんまたはその家族に説明し，クリニカルパスの内容を記載した書類を入院診療計画書と併せて手渡すことがあります。

　記載するうえで最低限注意することは，次の４点です。

2.2　入院時のポイント　　37

入 院 診 療 計 画 書

(患者氏名)　　○田○男　殿

令和 7 年 4 月 10 日

病　棟　（　病　室　）	A-13 病棟　1301 号室
主治医以外の担当者名	担当看護師 ○木○子, 担当薬剤師 □田□子, 担当栄養士 △本△子
在宅復帰支援担当者名 ＊	
病　　　　　　　名 （他に考え得る病名）	肺炎, 高血圧
症　　　　　　　状	発熱, 咳嗽
治　療　計　画	抗生剤点滴および内服薬による治療を行う。
検査内容及び日程	胸部 CT　　　　（4 月 10 日） 血液検査　　　（4 月 10 日, 以後適宜） 痰培養　など
手術内容及び日程	予定なし
推定される入院期間	令和 7 年 4 月 10 日から 令和 7 年 4 月 24 日頃まで約 2 週間
特別な栄養管理の必要性	有　・　⊘無　　　（どちらかに○）
そ　の　他 ・看　護　計　画 ・リハビリテーション 　等の計画	看護計画：発熱等の症状が軽減するようケアを行います。 その他：禁煙指導を行います。
在宅復帰支援計画 ＊	
総合的な機能評価 ◇	該当なし

注1)　病名等は, 現時点で考えられるものであり, 今後検査等を進めていくにしたがって変わり
　　　得るものである。
注2)　入院期間については, 現時点で予想されるものである。
注3)　＊印は, 地域包括ケア病棟入院料（入院医療管理料）を算定する患者にあっては必ず記入す
　　　ること。
注4)　◇印は, 総合的な機能評価を行った患者について, 評価結果を記載すること。
注5)　特別な栄養管理の必要性については, 電子カルテ等, 様式の変更が直ちにできない場合, そ
　　　の他欄に記載してもよい。

(主治医氏名)　　○山○夫　印

(本人・家族)　　○田○男

図　入院診療計画書記載例

①患者さんやその家族が見てわかるように平易な言葉で記載する（専門的な用語，略語はなるべく使わない）

②**空欄を作らない**（手術予定がない場合は「予定なし」のように記載するか斜線を引く）。

③その患者さんに関わる医師と看護師，薬剤師，管理栄養士，理学療法士等が共同して作成する。

その証として，「主治医以外の担当者」欄には，看護師，薬剤師，栄養士，理学療法士などの氏名を記載する。

主治医以外の担当医も記載して構わない。

④「その他」欄には，その患者さんに応じた看護計画やリハビリテーションの計画を記載する。

なお，「総合的な機能評価」の欄は，入退院支援加算という入院基本料等加算の項目中のさらに加算である総合機能評価加算を算定する患者さんについて，行った評価の結果を記載するもので，該当しない場合には「該当なし」と記載します。

👉 もっと詳しく

上記のとおり，**入院診療計画書は診療報酬の算定においても重要**です。現在では，インフォームドコンセントやチーム医療の実践を保険診療として評価するのが入院診療計画書の主目的です。もともとは入院時に予定入院期間を示すことで無計画な診療による長期入院を防止し，在院日数の短縮を図ることが主たる役割でした。

また，入院診療計画書は厚生労働省で定めた様式に沿って作成しなければなりません。たとえば，この様式では「主治医以外の担当者名」の欄に主治医以外の担当医や，担当看護師，理学療法士などの氏名も記載し，「その他（看護，リハビリテーションの計画）」の欄には看護計画などを簡単に記載することにより，病棟全体としてのチーム医療を行っていることを明示することが求められています。

2.2 入院時のポイント　39

2.2.3 ● 栄養管理計画書

● point

✔ 管理栄養士にその患者さんについての十分な情報を提供
する

　入院時に患者さんに渡す文書には，入院診療計画書以外に，栄養管理計画書
があります。これは管理栄養士が担当医や担当看護師らとともに個別の患者さ
んについて栄養管理計画を策定して説明し，文書を渡すものです。

　作成自体は管理栄養士が行いますが，医師には作成に協力することが求めら
れます。したがって，医師は管理栄養士にその患者さんについての十分な情報
を提供することが必要です。栄養管理計画書の作成，患者さんへの説明・手渡
しも入院基本料そのものの算定要件であり，作成しなかった場合はベッド
フィー全額が算定できなくなります（非協力的な姿勢は結果として自分の評価
に返ってくるものです）。

👍 もっと詳しく

　入院診療計画書と栄養管理計画書に関する診療報酬点数の変遷は，診療報
酬による医療の政策誘導という点では典型的です。

　入院診療計画書の導入当初は，この入院診療計画書を作成すると3,500
円分の診療報酬を当時の入院料（ベッドフィー）に加算することになってい
ました。これによって当然，各医療機関が積極的に入院診療計画書を作成す
るようになりましたが，もはや作成するのが当たり前となった2000年4月
以降は，作成しなかった場合に3,500円を差し引くペナルティが逆に設けら
れました。

　そして，ほぼ完全に普及したことを受けて，2006年4月以降は，入院す
る患者さん全員に作成し，記録を残すことが入院基本料そのものの算定要
件，つまり絶対的な条件となり，作成しなかった場合はベッドフィー全額が
算定できない制度となりました。

40　第2章　患者さんの入院から退院，退院後までと診療報酬

　また，栄養管理計画書も，かつては栄養管理実施加算という入院基本料に対する加算項目の算定要件でしたが，ほとんどの病院で算定されていたことから2012年4月以降はこの加算がなくなり，その分，入院基本料本体が増点されました。こうして現在では，入院基本料という入院の基本料金そのものを算定するために，栄養管理計画書を作成しなければならなくなっています。

事務担当者の業務

　入院診療計画書，栄養管理計画書の作成・患者説明・手渡し・カルテへの保管にあたっては，1枚の入院診療計画書，栄養管理計画書ごとに多職種が連携しなければならないため，見た目以上に関係する医療従事者の間で管理・調整に手こずることになります。

　事務担当者の側からすれば，関係する医療従事者の中にキーパーソンがいて，そのキーパーソンが必要事項の抜けがないよう管理・調整を行い，患者さんやその家族のサインから，カルテに保管することまでがスムーズに進むことが望ましいですが，実際にはそううまくはいかず，事務担当者のサポートが必要になることが多いと思います。

　したがって，病棟の事務担当者としては，それぞれの入院患者さんについて計画書記載の進捗状況を把握することが重要です。そして，進捗に遅れがあれば必要に応じて催促し，最終的に完成して患者さんからのサインをもらった計画書の写しが入院後7日以内にカルテに保管されているように手を尽くさなければなりません。

　特に，短期入院の患者さんでは時間的に余裕がありませんので，入院当日中にできあがるよう，十分なサポートを行ってください。

管理者の視点

　入院診療計画書や栄養管理計画書は，患者さんにとって重要な説明書類であるとともに，入院基本料の重要な算定要件となっており，これらの不備は病院経営上，重大な問題に発展する可能性があります．一方，これらの管理・調整を医師に依頼することも医師は常に病棟にいるわけではないことから，現実的ではありません．

　したがって，各病棟に事務担当者が配置されている病院では，事務担当者のサポートが重要な役割を果たすことになります．また，病棟に事務担当者が配置されていない病院では，担当看護師らが入院後5日目までにカルテを確認したり，患者さんに確認したりするしくみとするなど，各病棟内で確認するシステムを構築し，運用することが望ましいと思われます．

column 1 患者から見た名医

　ある国語辞典によると，「名医」とは医術と人柄の優れた医師とのこと。

　週刊誌の広告には分野や地域ごとの名医100選とかいう見出しがよく出ている。ただし，名医といっても医師同士が選ぶ名医と，患者さんが選ぶ名医は必ずしも同じではない。さらに大学病院に通院している患者さんと自宅近くの診療所に通院している患者さんでも判断基準が少し違うらしい。

　医師同士で選ぶと肩書を見てしまうのか，名医はほとんどが大学教授だったりする。患者さんが選んでも，全国レベルで調査すると知名度から大学教授が多く票を集めるが，無名の病棟医や研修医を挙げる患者さんが少なくはないという。

　一方，診療所に通う患者さんの多くは自分のかかりつけ医を名医と信じているが，なぜか，かかりつけの医師はヤブ医者だと思いながらもそこへ通院しているという，一見よくわからない患者さんも存在する。このヤブ医者の診療所に通院している患者さんの意見こそ，実は研修医にとって学ぶべきところが多いものである。

　「名医」と「ヤブ医者」は対語のように思えるが，どうやら実際にはそうでもないようである。「ヤブ医者」を先の国語辞典で引くと，あてにならない医者とのこと。確かに，ヤブ医者は医術の面では研修医が見習ってはいけない対象であり，この点では名医の対語かもしれない。ところが，多くの患者さんが通院する診療所のヤブ医者は，実は人柄の優れた医師なのである。「先生の出す薬は効かねえんだよ」，「2，3日は痛みが続くって言ったけれど，家に帰ったら治っちゃったよ」というように，患者さんから医術の面では情けないまでに否定されていても，「よく話を聞いてくれるから何でも相談できる」，「いつも親身になって考えてくれる（考えた結果は功を奏さないのだが）」，「いつもニコニコしていて，それだけで痛みが楽になるような気がする（多分気のせいだが，十分来院した甲斐があったというもの，さらにコスパは最大でリスクは最低！）」というように，人間的には評価されているのである。話はそこそこにしか聞かず，無表情な医術の優れた医師よりも，人間味のあるヤブ医者を患者さんは選んでいるのである。

　研修医にとって，医術が未熟であるのは経験の問題なのでしかたがない。そもそもそのために臨床研修指定病院で研修しているのであって，修得するにはいくら努力しても時間がかかる。

　しかし，患者さんに対する接し方は心がけ次第である。

　最近では，学生実習でも患者さんへの接し方について学ぶようになっているが，

表面的な言葉づかいや診察手順は学問として学ぶものであっても，「よく話を聞く」とか「親身になって考える」というのは，方法ではなく，心の問題である。臨床医を志すからには，まずは患者さんの身になって考えるという基本的な姿勢が自然と前面に出てくるような，日々の心がけが大切なのであろう。

　患者さんとのコミュニケーションは治療上も非常に重要であることは，ここで述べるまでもないことである。患者さんが抱える問題点の解決に重要な情報が医師に伝わってこなければ，患者さんも，医師も，病院も，医療保険財政にとっても，不幸なことである。名医を目指すべきだとは思うが，まずは今日からでも人間味のあるヤブ医者を目指してはどうだろうか。

44　第2章　患者さんの入院から退院，退院後までと診療報酬

2.2.4 入院時の病名登録，DPCコーディング

● point

✔ 入院時には必ず主病名が必要

　入院する患者さんには，健康上何らかの問題があるわけで，ほとんどの場合，すでに病名がついています。検査目的で入院する患者さんでは，入院時には確定した病名がついていないかもしれませんが，少なくとも疑い病名がつくはずです。なお，健康診断や人間ドックは特定の健康上の問題に対する診療ではないため，保険給付の対象になりません（外来診療を含め，健康診断を保険診療として行うことはできません）。また，傷病名が空欄の診療報酬明細書（レセプト）では，医療機関に診療報酬は支払われません。

　このように病名登録は，患者さんの診療記録としてだけでなく，保険診療における診療報酬請求において大変重要となります。さらにDPC対象病院では病名（特に最も医療費を必要とした傷病名）によってDPCによる包括評価の点数が決まることになります。

　入院時には，入院治療する対象の病名（傷病名）だけでなく，その時点でその患者さんが治療しているすべての確定病名および疑い病名を登録します。具体的に病棟医が行う病名登録は，カルテの傷病名欄に記載（電子カルテであれば入力）します。もともと同じ病院に外来通院している患者さんの場合には，すでに必要な傷病名は登録されていることがほとんどですから，その登録内容を確認して足りないもののみを追加登録します。

　DPC対象病院では，このカルテ上の病名記載（入力）とは別にDPCコーディング（DPCコーディングの詳細はp14参照）を行わなければなりません。

● もっと詳しく

　多くのDPC対象病院では，DPCコーディングについて病棟医と事務担当者（病院によって請求事務部門あるいはDPC専門チーム等）とが連携する体制がとられています。適切な連携を図るため，病棟医は主病名だけではなく，医療資源病名，副傷病名，入院契機病名，入院時併存傷病名などの情報も事務担当者に提供（オーダー入力）することが求められます（それぞれの病名

の定義はp13参照）。

実際にDPC/PDPSで診療報酬請求する際に最も重要となる傷病名は，その入院で最も医療費がかかったと思われる傷病名（医療資源病名）です。予定入院の患者さんであれば，多くの場合，検査や手術の予定が入院時にすでに決まっているので特に医療資源病名の決定で悩むことはありません。しかし，緊急入院の患者さんでは入院時に医療資源病名を決められないこともあるでしょう。その際は，入院契機病名で暫定的にDPCコーディングを行い，退院時までに適切なDPCコードに変更します。

また，確定した病名についてはICD10のコードに合わせ，いわゆる詳細不明コード（末尾が「.9」になるもの）はできる限り用いないようにしなければなりません。ICD10と診療報酬とは一見関係ないように見えますが，実際には診療録管理体制加算という入院基本料加算として点数が設定されています（診療録管理体制加算の施設基準で，入院患者さんについての疾病統計はICDコードによる分類が作成されていなければならないとされています）。ほとんどの臨床研修指定病院では診療録管理体制加算を算定しているはずです。

ICDコードをつけることを事務担当者がサポートする場合でも，稀少疾患の病名やそもそも病名が中途半端だと事務担当者は担当医に問い合わせることになります。相互のコミュニケーションにより，適切なICDコードをつけてください。

事務担当者の業務

DPC対象病院では，事務担当者から医師に対し，DPCとともに，主病名，入院契機病名，副傷病名，入院時併存傷病名は，必ず入院時に連絡（オーダー入力）してもらうよう働きかけることが重要です。

また，出来高算定の場合でも，入院時にわかっている病名は必ず連絡（入力）してもらうことが重要です。

月末にこれらの情報がないとまったく計算ができませんので，患者さんへの定期請求やレセプト作成に大きな支障が出ることになります。

46　第2章　患者さんの入院から退院，退院後までと診療報酬

2.2.5 ● 疑い病名とその後の処理

○ point

✔ 必要に応じてつけられた疑い病名は，否定されたものから適宜，終了年月日とともに転帰を「中止」と記載（入力）する

　入院の時点では，「胃がん疑い」とか「甲状腺機能亢進症の疑い」といった疑い病名がつくことが少なくないのが実情です。さらに「胸痛」や「めまい」といった症候はあるものの，疾患がわからないために精査目的で入院する場合もあるでしょう。このような場合に鑑別診断として行う検査については，その鑑別対象疾患を疑い病名として傷病名欄に記載（入力）することになります。

　ただし，いくら鑑別をしなければならないとはいっても，常識的にありえない疑い病名（たとえば，女性の患者さんに前立腺がんの疑い）をつけているとその病院や医師の質が疑われます。

　また，必要に応じてつけられた疑い病名は，検査の結果，鑑別が進んで否定されたものから適宜，終了年月日とともに転帰を「中止」と記載（入力）します（**図**）。疑い病名と同様に，急性腸炎などの一過性の疾病，すなわち「急性

傷　病　名	業務	開　始	終　了	転　帰	診　療実日数	期間満了予定日
脂質異常症	上外	3年4月6日	年月日	治ゆ 死亡 中止	日	年 月 日
胃潰瘍	上外	6年6月14日	年月日	治ゆ 死亡 中止	日	年 月 日
肺炎	上外	7年2月26日	年月日	治ゆ 死亡 中止	日	年 月 日
肺癌の疑い	上外	7年2月26日	7年3月7日	治ゆ 死亡 ⓗ中止	日	年 月 日
肺結核の疑い	上外	7年2月26日	年月日	治ゆ 死亡 中止	日	年 月 日
	上外	年月日	年月日	治ゆ 死亡 中止	日	年 月 日
	上外	年月日	年月日	治ゆ 死亡 中止	日	年 月 日

図　傷病名の記載例

病名」も退院時までに治癒しているものであれば，終了年月日とともに転帰を「治癒」と記載（入力）します（病名の記載・入力については退院時にすることの項も参照）。

　退院時にカルテの傷病名欄に疑い病名が大量に残ったままになっていれば，診療報酬明細書（レセプト）にもそのまま大量の疑い病名が転帰のないまま記載されることになります。このレセプトを見る限り，その患者さんは多くの病気を疑われながら，その決着がつかないままに退院したことになります。これでは審査支払機関でレセプトをチェックする先生方や保険者側の担当者に，「この病院は入院していくら調べても診断ができないヤブ医者ぞろいだ」と思われるでしょうし，何らかのトラブルでレセプト開示が行われた際にはかなり不利な状況に立たされるでしょう。

 管理者の視点

　病名は原則的には医師が管理するものですが，多忙をきわめる現場の医師だけに任せると，診療報酬請求上，重要なものが抜けたり，疑い病名がそのまま残ったりします。医師に病名管理を徹底させることも重要ですが，同時に事務担当者がこれをサポートするのも有効です。ただし，あくまでもサポートであって，事務担当者が勝手に病名管理してはいけません。事務担当者が医師の病名管理のサポートをすることができれば，日本中で生じているレセプトとカルテの傷病名の不一致問題は解決するでしょう。具体的には，カルテ上の病名の過不足について，事務担当者からできるだけ速やかに医師に検討，修正を促すしくみづくりが重要です。

2.2.6 ● 食事のオーダーと検食

o point

✔ 食事のオーダーを忘れない。医師は検食の当番になった
ら 必ず検食を行い，検食簿に記載する

　食事のオーダーは，医師が行わなければなりません。療養にあたって食事制限の必要な患者さんもいますので，担当医の判断なしに自動的に一律の食事を出すというわけにはいかないからです。医療保険制度上も，入院中の食事に対する費用は「食事療養費」と名称がつけられており，入院した患者さんには治療の一環として食事が提供されます。なお，病状により食事ができない患者さんについては，「禁食」あるいは「食止め」と医師がオーダーを出します。

　食事のオーダーを忘れられた患者さんには食事が出ません。これは患者さんのストレスの原因となり，他のどんな好印象をも打ち消すほどの失点要因です。病院や医療従事者に対するイメージダウンだけではなく，問題ないはずの治療方針に対してさえ不信感をもたれることにつながります。

　保険診療で提供する食事はコスト上，普通食と特別食の2種に分けられます。

①普通食

　普通食は特別食以外のものを指します。また，5分粥，一般流動食などは，形状は特別かもしれませんが，内容面から普通食とされます。さらに，高血圧の患者さんに対する塩分制限食も，考え方としては治療食の側面が強いですが，普通食とされています（ただし，心不全患者さんに対する塩分制限食は特別食として扱います）。

　食事療養費は1食あたりで費用が決められています。患者さんは所得による区分別の自己負担額を医療機関に直接支払い，残額は保険給付されます。たとえば，2025年4月現在，臨床研修指定病院など「入院時食事療養費（1）」を算定する医療機関では普通食1食あたり690円です。このうち一般所得者である患者さんの自己負担額は510円です。

　また，算定できるのは1日3食までとされています。治療上の必要性から1日5回などの分食にしている場合も，費用上は3食とします。

②特別食

　普通食に対して，特別食とは「治療食として特化した食事」を指します。たとえば，糖尿病でのエネルギーコントロール食や，慢性腎不全での低蛋白塩分制限食など，食事そのものが治療として大きな役割を持ち，厳密に計算され，提供されるものです。

　必要があって特別食を提供する場合，1食あたり普通食に76円加算されます。

　さらに，診療報酬請求にあたって，患者さんに提供している食事を医師が検食し，検食簿に記載することが必要です（入院食事療養費の算定要件）。実際に，多くの病院で当直医が検食当番を兼ねています。したがって，当直医は当直日誌とともに検食簿に必要事項を記載することになります。

　当直医が検食当番を兼ねているのは，当直医の食事をカバーすることが目的ではなく，医師が食事を評価し，必要な改善策を図り，質を担保するという重大な使命があります。したがって，検食当番の医師が検食をしなかったり，食べたにもかかわらず検食簿に記載しなかったりというような場合には，入院食事療養費の算定要件が満たされないことになり，診療報酬請求上，大きな問題につながることになります。

☞もっと詳しく

　臨床研修指定病院ではまれかもしれませんが，一部の病院では「おやつ」が出されています。しかし，保険診療上，おやつは食事に相当しないことになっており，上記のような保険診療内での費用徴収はできません。

事務担当者の業務

　食事療養には，事務担当者の出る幕はないかといえば，そんなことはありません。多くの病院の実態として，食事療養費の算定数と，実際の食事数が合わないことが少なくないからです。これは，主に，緊急入院の患者さんや検査・手術での食止めについて，食事のオーダーが締め切り後になってしまった，オーダーを出し忘れたなどのトラブルが生じて，紙あるいはオーダーシステム上の食事箋が通常通り発行されなかった場合に生じます。つまり，結果的に患者さんには適切な対応（食事提供あるいは食止め）がとられるのですが，現場と事務担当者との連携ミスによって，事務手続きだけが抜けてしまうことで誤請求が生じます。

　事務担当者として，入院時，退院時，食事が影響しそうな手術や大きな処置の際には，必ず担当医や病棟看護師等に患者さんの食事の有無等を確認し，食事数に誤りが出ないように注意してください。さらに，特別食加算を算定する場合には，対応する病名があるかどうかも確認し，必要に応じて病名記載（入力）を医師に依頼してください。

　特に，入院中に食事が変わる場合には注意が必要です。

 管理者の視点

　食事療養で注意を要することに検食があります。検食は，入院時食事療養費の算定要件ですので，必ず検食簿を確認し，検食簿に空白日がないようにしてください。病院長などの管理者も検食に加わることが望ましいと思います。

column 2　名医すぎる名医

　もう20年以上前になるが，開業して1年足らずの先生がクリニックを閉じて勤務医に戻った。昭和の頃のように開業するともうかるかといえば必ずしもその保証はなく，平成以降はわが国の景気と同じで診療報酬が伸び悩み，医療機関の倒産も増え，新規開業となるとかなりの借金もして皆大変そうである。数年経っても経営がうまくいかず閉院というのも少なくない。令和の現在，新規開業は流行らず，継承が主流となりつつある。そのような環境下，その先生は開業当初から盛況で，経営的にはかなり良かったそうだ。確かに人柄がよく，子どももなつくし，礼儀正しいし，医師としての技術も問題ない。つまり名医である。そのまま続けていれば普通に開業医として成功したに違いない。

　どうしてクリニックを閉じたか？　驚くべき（？）理由を聞かされた。

　「患者がお金に見えた瞬間，診療がいやになった」

　勤務医であれば，一部の医療機関を除けば，患者を何人診たから給料はいくらではなく，もともと年功序列だったり，年俸制だったり，およその収入は決まっている。それに対し，開業医となると，仮に医療法人として自分の月給を決めたとしても，クリニックとしては患者数と収入はリンクする。とくに開業のための借金を返さなければならないとなると，1人でも多く患者を診て，収入を増やすのはいわば当然のことであろう。

　おそらく医療にかかわらず，一般の商店だってお客が来て買い物をしてくれなければ経営も生計も成り立たず，その意味でお客さんがお金に見えることがあるかもしれない。ただ，その名医にとって，健常者ならまだしも患者さんがお金に見えたというのは，医師としての倫理観がそれを許さなかったようだ。

　勤務医に戻る直前の名医は，確かにやつれていた。戻ってから当直もあり勤務は明らかにきつい状態に戻ったというが，顔色もよく，楽しそうであった。本人いわく，人間に戻った感じだと。

2.2.7 ● 特別食の手配

○ point

✔ 特別食の手配時には病名記載を確認する
特別食加算になる病名，病状を知っておく

特別食の食事箋を医師が発行しなければならないのは，普通食と同様ですが，特別食では，その対象となる食種と傷病名を明らかにする必要があります（たとえば，糖尿食であれば糖尿病など）（**表**）。このような医師による詳細な検討と栄養士，調理師による治療食の調整に対して，特別食加算として1食あたり76円が加算されます。

なお，**特別食の食事箋に記載した病名がカルテの病名欄にもあることを必ず確認してください**。レセプトで特別食加算が算定されていながら対応する病名がなければ，査定減額されても当然だからです。

また，食種によっては腎臓食，脂質異常症食のように栄養成分割合まで示すことが求められる場合や，貧血食のように傷病の程度（例：Hb 9.9 g/dL など）を明記すべきものもあります。また，エネルギーコントロール食（糖尿食や脂質異常症食など）では，身長や体重といった患者さんの体格に関する情報も必要です。

多くの病院ではあらかじめ食事箋に記載すべき必要事項が盛り込まれていますので，指示を出す医師が必要な部分にチェックをするだけですが，そうではない場合，必要事項に漏れがないか，十分な注意が必要です。

👉 もっと詳しく

最近では多くの病院で，この特別食とは別に，患者さんの希望による食事のアップグレード，いいかえれば高級な食事の提供に応じています。これは医療保険制度の中にある保険外併用療養費制度という枠組みの中の「選定療養（☞ 2.2.9）」の1つで，保険診療を行いながら，このアップグレードの部分は自己負担として患者さんから追加料金を徴収することができます。逆にこのアップグレードの部分には保険点数が定められていませんので，保険者への診療報酬請求はできません。

ただし，あくまでも患者さんが希望する場合に限られ，病院側から押し付けることはできませんので，その点を十分に配慮してください。

表 特別食加算の対象となる加算食（2025年4月現在）

傷病名または条件	加算食
腎臓疾患，心臓疾患や妊娠高血圧症候群などに対して減塩食療法を行う場合[*1]	腎臓食
肝臓疾患	肝臓食[*2]
糖尿病	糖尿食
胃潰瘍，十二指腸潰瘍，侵襲の大きな消化管手術の術後，クローン病，潰瘍性大腸炎などの腸管の機能が低下している患者に対する低残渣食	胃潰瘍食[*3]
貧血[*4]	貧血食
膵臓疾患	膵臓食
脂質異常症[*5]，高度肥満症[*6]	脂質異常症食
痛風	痛風食
フェニールケトン尿症	フェニールケトン尿症食
楓糖尿症	楓糖尿症食
ホモシスチン尿症	ホモシスチン尿症食
ガラクトース血症	ガラクトース血症食
乳児栄養障害症[*7]	治療乳[*8]
無菌治療室管理加算を算定している場合	無菌食
大腸X線検査，大腸内視鏡検査のために特に残渣の少ない調理済み食品を使用した場合など[*9]	特別な場合の検査食[*10]

＊1：高血圧症は特別食加算の対象とならない。減塩食の基準は，食塩相当量で1日6g未満。ただし，妊娠高血圧症候群の減塩食の場合は，日本高血圧学会，日本妊娠高血圧学会等の基準に準じる。

＊2：肝庇護食，肝炎食，肝硬変食，閉鎖性黄疸食（胆石症および胆嚢炎による閉鎖性黄疸の場合も含む）などをいう。

＊3：経管栄養のための濃厚流動食は特別食となるが，それ以外の通常の流動食は普通食の扱いである。

＊4：血中ヘモグロビン濃度が10g/dL以下で，鉄欠乏性のもの。

＊5：空腹時定常状態におけるLDL-コレステロール値が140mg/dL以上，HDL-コレステロール値が40mg/dL未満，中性脂肪値が150mg/dL以上のいずれかに相当するもの。

＊6：高度肥満症とは，肥満度が＋70％以上，またはBMIが35以上のもの。

＊7：離乳を終わらない者の栄養障害症。

＊8：直接，調製したもの（治療乳既製品〔プレミルク等〕を用いる場合や，添加含水炭素の選定使用などは含まない）。

＊9：外来患者に提供した場合は保険給付の対象外。

＊10：潜血食をいう。単なる流動食および軟食を除く。

管理者の視点

　食事療養については，管理栄養士が主体的に活躍している病院が多いと思います。

　そして，保険診療上も医師と管理栄養士の連携を評価するものが増えています（栄養サポートチーム加算，糖尿病透析予防指導管理料など）。ただし，これらの算定にあたっては，必要な職種と人員数を含めた施設基準が定められていますので，病院全体として体制整備を行うことが必要です。

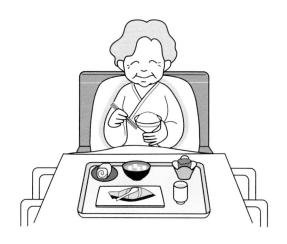

曲column 3 名医と患者の会話

ある外来診察室での会話である。

A 「あ，まだ生きてた？」
B 「もうだいぶ待ってんだけど，まだお迎えが来ないのよ」
A 「もう棺桶は用意した？」
B 「だいたいできたけど，あとはふたをつくる木を切ってこなきゃ」

AとBのうち，どちらかが主治医，どちらかが患者である。

患者さんが入室してすぐの会話である。診察室のプライバシーは守られるべきだが，おそらく患者さんの耳が遠いのであろう，両者ともとてつもなく大きな声でしゃべっている。隣のブースにいる当方に聞こえてしまってもやむをえない。目の前にいる自分の患者さんはこの会話を聞いて思わず吹き出してしまった。こちらは想定の範囲をはるかに超える状況に，何ともレスポンスのしようがない。

「その人しかできないこと」は尊敬の対象となる。外科系の世界では難手術をいとも簡単にやってしまうスーパースター，あるいはカリスマ医師といわれる人たちがいる。内科系には，言葉の技術でカリスマといわれる人たちがいる。どちらも未熟者が下手にまねをしようとすると，とんでもないことになる。

「どのくらい経験を積めばまねをするだけの度胸がつくだろう」と思ってから四半世紀以上経った。自分の年齢も医師になってからの年数も当時の大先輩を上回ったはずだが，まだ実践する勇気はないし，もはや諦めるべきだと悟った。

ただ，名医のおかげでわかったことが1つある。前回受診時まで「お迎えが来ないのよ」と言っていた高齢の患者さんが，ある日突然「あと10年生きなきゃ」というようになったときは危ない。高齢者を多く診る医療者には共感される話である。メカニズムを考えてみた。きっと潜在的には長く生きようという生物としての本性があるはずだが，脳血流が保たれている場合には高次機能がきちんと働いて，人生を達観した言葉が出てくる。それが何らかのトラブルで循環不全が生ずると，いわゆる理性が働かなくなってしまうのではないか…。

最近では「お迎えがこないのよ」という患者さんには「そう言っているうちはお迎えはきませんよ」と自信を持って言えるようになった。

2.2.8 ● 紹介患者さんが持参する
診療情報提供書と「お返事」

point

✔ 紹介状の単なる「お返事」では診療情報提供書とは
　いえない

　他院からの紹介患者さんはほとんどの場合，診療情報提供書を持参してきます。そして，診療情報提供書を作成すると診療情報提供料を算定できますから，紹介元の医療機関では診療情報提供料を算定しているはずです。

　これに対して，受け入れ側が入院時に出す「お返事」は診療情報提供書とはいえませんので，診療情報提供料を算定できません。しかし，紹介患者さんが入院した場合，礼儀として必ず無事入院したことを「お返事」として書簡で報告するようにしてください（**図**）。

御　返　事

猿楽町クリニック
　　　　○川　○子 先生
前略
　2 月 10 日付で　○田　○男　殿（61 歳）
を御紹介いただきありがとうございました。

1. 精査　をいたします。
2. 専門外来（　　科）に紹介しました。
③ 即日（2 月10日）入院していただきました。
4. 入院予約　をしていただきました。
5. 後日　また経過を報告させていただきます。
6.

取り急ぎ御返事申し上げます

　　　　　　令和 7 年 2 月 10 日
〒113-○○○○　東京都文京区○-○-○　03-3813-○○○○
　　　　○○大学病院

　　　呼吸器内　　科　医師　○山○夫

図　お返事の例

一方，紹介患者さんを受け入れた病院では患者さんの退院時に，退院後の患者さんの療養を担当する医療機関あてに診療情報提供書を作成し，診療情報提供料（Ⅰ）を算定することになります．つまり，退院後に他の医療機関に患者さんのフォローアップをお願いする場合や，患者さんが転院する場合には，入院の病歴要約とともに診療情報提供書を作成することになります（診療情報提供書については「2.4.2 診療情報提供書」（p124）も参照してください）．

事務担当者の業務

　入院時には，他院からの紹介患者さんだからといって，特に診療報酬を算定できるものはありませんが，退院時に逆紹介を行うことになり，診療情報提供料（Ⅰ）等を算定するケースが多いですから，紹介元などの情報を把握しておくことが重要です．
　また，病棟の事務担当者は，入院時に預かった画像やデータファイルなどについて，担当医がそれを管理する体制でなければ，退院時にきちんと返却できるよう管理しておくことも重要です．

管理者の視点

　紹介患者さんの紹介元へ，礼儀として書簡を送ること自体は診療報酬で評価されていませんが，地域連携を深めるためにも欠かせない業務です．さらに，最近の保険診療では，紹介率および逆紹介率が低い病院では初診料，外来診療料が一律減算されるしくみとなっており，その意味でも周辺の医療機関と良好な関係を築くことは重要といえるでしょう．
　一方，患者さんを紹介する側には，病院の紹介担当窓口を一元化してほしいというニーズが少なくありません．したがって，担当医がそれぞればらばらに書簡を送るのではなく，事務部門内に担当係を決め，管理することが望ましいといえます．

2.2.9 ● いわゆる差額ベッド・個室料

◯ point

✔ 治療上あるいは病院側の都合では個室料金は徴収できない

　いわゆる差額ベッド・個室料（室料差額といいます）は保険外併用療養費制度という枠組の中の「選定療養*」として患者さんから全額自費徴収できるしくみになっています（**表**）。

　＊選定療養：患者さんの選択に委ねることが適当なサービスについて，患者さんが自ら選択して追加的な費用を自己負担しつつ，基礎的部分について療養費の支給を受けながら診療を受けることを認める制度。

　しかし，あくまで室料差額を徴収できるのは患者さん側から個室の希望がある場合に限られます。以下の場合には室料差額の徴収はできませんので連携ミスによる誤解のないよう注意してください（患者さんの同意がある場合を除く）。

　・患者さんが重症で個室管理が必要な場合（ターミナルを含む），感染症や化学療法中のために個室への隔離を必要とする場合など，治療上の必要による場合

　・個室しか部屋が空いていないなど，病院の一方的な都合による場合

　最近ではインターネット等からのさまざまな予備知識をもっている患者さんが増えていますので，不適切な対応がないよう十分に注意してください。

　また，ホテルや旅館と違って，**病院の入院料や室料差額は1泊単位ではなく1日単位，つまり，1泊2日の入院の場合，室料差額も2日分となる**ことについて患者さんが誤解しやすいので気をつけてください。

表　いわゆる差額ベッド・個室料徴収の条件

> 　室料差額については，患者さんが特別の負担をするうえでふさわしい療養環境である必要があり，次の①から④までの要件を充足するものでなければならないとされています。
> 　①病室の病床数：4床以下
> 　②病室面積：1人あたり6.4㎡以上
> 　③病床ごとのプライバシーの確保を図るための設備を備えている
> 　④少なくとも個人用の私物の収納設備，個人用の照明，小机等および椅子を備えている

2.2 入院時のポイント　59

👉もっと詳しく

　室料差額は，部屋の広さなどの条件を満たせば，個室だけでなく，２人部屋や４人部屋でも徴収できます。

事務担当者の業務

　差額ベッドや個室料については，患者さんに負担増を求めることになりますからデリケートなケースも多くあり，入念な状況確認が重要です。

　つまり，患者さんやその家族が必ずしも100％納得しているとはいえない場合も少なくありません。したがって，患者さんやその家族の意思を，できるだけ入院時に確認し，退院時の精算でトラブルが起こらないように努めることが事務担当者の役割として重要です。入院中に患者さんと直接コミュニケーションをとるチャンスがない場合でも，少なくとも医師や看護師から状況を確認しておいたほうがよいでしょう。

　特に，病院の都合や患者さんの病状のために個室等に入ったと思われる場合で，室料差額を徴収できるのかできないのか不明な場合には，担当医やその病棟の看護師長等に必ず確認してください。また，室料差額については必要に応じて，事務担当者が直接患者さんに説明することや，医師や看護師とともに説明することも検討してください。

管理者の視点

　室料差額（差額ベッド）の料金支払いのトラブルは決して少なくありません。対策として，医療職にも原則論を知らせることは必要ですが，担当医や担当看護師をトラブル時の矢面に立たせることは避けたほうがよいと思われます。内容からすれば，病床を管理する事務担当者か病棟の看護師長が対応すべきことでしょう。

　また，トラブルを予防するためには，予定入院であれば外来で入院に関する説明を行う際に併せて，事務担当者から室料差額についてもていねいに説明することが重要です。なぜなら，多くの患者さんやその家族はこれから治療を受ける予定の医師から差額ベッドでよいかといわれればNoとはいいづらく，後になってトラブルが起きます。

　また，室料差額でトラブルが多い問題の根底には，実は値段に対して病院の設備などを含めたサービスが見合わないと感じる患者さんが多いという指摘もあります。病院の差額ベッド料金も鉄道のグリーン車や航空機のファーストクラスと同様に考える患者さんにとっては，それに見合う設備やサービスの提供がないことが受け入れられないものと思われます。次回入院時には，ぜひとも差額室や個室に入りたいと感じてもらえるような設備やサービスを提供したいものです。

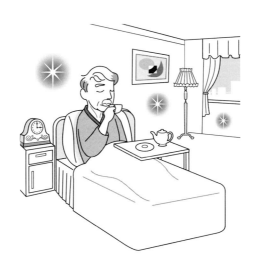

column 4　名医テレビ先生

　診療開始は朝9時だが，8時半の時点で待合室の椅子はすでに埋まっていて，皆テレビの情報番組を見ている。そのうちの1人は白衣を着ていて，周囲の人と一緒に番組の内容にいちいち反応している。9時ちょうどになると白衣の人は診察室に消え，今日の外来診療が始まった。30年続いた「平成」のちょうど中盤くらいの時期のあるクリニックの毎朝の光景である。

　8時半の時点ですでに診察室も看護師さんも準備できていて患者さんも待っているので，診療を始めてしまえばよいのにと思うが，誰も文句を言わずテレビを見ている。この情報番組ではよく「○○が健康に良い」という話題を扱うらしい。もともと常識とされているような話題だけでなく，真偽を疑うような微妙な内容もあるようだ。高血圧や糖尿病の高齢患者さんには勧めたくない食品も「良いもの」として紹介されている。確かに朝の情報番組を見ている視聴者の大半は健康なはずなので，一般には「良い」に違いない。

　しばらくすると，診察室から「さっきのはあんたにはダメだ」という声が聞こえてきた。言われた相手は何やら反論しているが，結局ダメということになったらしい。それほど時間もかからずにそこそこ高齢と見えるぽっちゃりのご婦人が特に不満げでもなく診察室から出てきた。次の患者さんも同じ展開で，その次も…。今日の○○はここの患者さんたちには「良くない」ようだ。

　正午近くになると午前中の診療は終了したはずだが，待合室はまだ埋まっている。正確にはテレビの前にちょうど1人分だけスペースが空いている。そのうち，白衣の人が診察室から出てきてその1人席に座った。またここから情報番組が始まり，朝と同様にツッコミが約1時間続いた後CMの区切りで解散。待合室も空になった。

　ちょうどこの時期，この昼の情報番組は絶大な発信力を持っていた。当方の外来でも最初の患者さんから，「昨日，○○が良いって□□が言ってた」と始まると，その日は異口同音に10回以上は聞くハメになっていた（□□さんは5文字）。ただ，もともと同じ内容のはずが，患者さんそれぞれが自分に都合の良いように勝手な解釈を加えるので，ちょっとずつ話が違う。こちらの対応もちょっとずつブレるし，ダメ出しもし難い。最近のようにウェブサイトに情報が上がっているわけでもなく，放送を見ていない当方には結局オリジナルはわからずじまい…。

　概して"伝言ゲーム"では正しい情報は伝わらない。名医たるテレビ先生は，朝も昼も患者さんとともに直に情報収集していたのである。患者さんも名医が同じ情報番組を見ていることを知っているのでダメだと言われれば素直に納得する。

　臨床においても研究においても正確な情報収集が重要である。検討する元データが正しくなければ結果や導かれた結論も不適切なものになってしまう。オリジナルにあたる行動ができるかどうかは心がけ次第だと思う。机上の空論で迷う前に，正しい情報を収集できるように努めたいものである。

2.3 入院中のポイント

2.3.1 • カルテ記載

point

✔ カルテは「診療報酬請求の根拠」でもある

　かつては，「カルテは医者のものだ」という考え方もありましたが，最近のコンセンサスでは，カルテをはじめとした医療記録は，物理的には医療機関に帰属し，内容的には患者さん個人の情報となります。

　そして，保険診療では，**カルテ（診療録）は「診療報酬請求の根拠」**となります。つまり，原則としてカルテに記載のない事項については，医療機関に診療報酬は支払われません（**図**）。少なくとも保険診療ではカルテは医師個人のメモとはいえないことは明らかです。

　また，保険診療では，最低限カルテに記載しておくことを「算定要件」として定めている項目があります。医師は診療内容をこまめにカルテに書くことになりますが，長々と書いても算定要件の記載がなければ診療報酬請求ができません。あらかじめ，どこがポイントなのかをカルテを書く医師が知っていて，必要事項が簡潔にまとめられることが重要です。なお，カルテ記載が算定要件であるものの多くは，患者さんに対する指導や判断といった，診療後に客観的

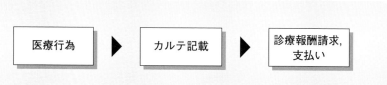

図　カルテは診療報酬請求の根拠

な証拠が残らない医師の技術を評価するものです。目に見えない技術を診療報酬として評価するために，行ったことをカルテに記載し証拠を残すというルールが作られました。つまり，適切な診療を行っていてもカルテ記載を怠ると，行った診療に対する証拠が残っていませんので診療報酬が支払われなくても文句がいえません。

 管理者の視点

電子カルテでは，紙カルテと比べてカルテ記載の全体量が減ることや，前回受診時の記載のコピー＆ペーストで新しい情報が稀薄になることが少なくありません。これによって，病態の整理や解釈において，研修医や若手の医師に対する臨床研修の質が低下するという懸念ばかりでなく，診療報酬の算定要件の記載漏れという，病院経営上の現実的な問題が生じているケースもみられます。

この対策として，算定要件にカルテ記載が含まれる項目については，一定のオーダーが出たときに必要な記載事項を促すよう電子カルテのシステムで設定している医療機関も少なくありません。理想としては，それぞれの医師が算定要件を把握していて，必要事項を簡潔かつ不足なく記載することが重要と思われます。しかし，医師の入れ替わりが多い病院では，ある程度システム的な対応により適正化を図ったほうがよいかもしれません。

64   第2章　患者さんの入院から退院，退院後までと診療報酬

2.3.2 • 悪性腫瘍特異物質治療管理料

ｏ point

✔ カルテに測定した腫瘍マーカーの値とその解釈（治療計画の要点）を記載する

　患者さんへの指導や医学的管理は，目に見えない医師の技術料として，診療報酬点数表では主に「医学管理等」という部にまとめられています。これらはDPC/PDPSでも包括範囲外ですから，出来高で算定します。この1つに悪性腫瘍特異物質治療管理料があります。

　悪性腫瘍特異物質治療管理料は，具体的には，すでに悪性腫瘍の診断がついている患者さんに対して，フォローアップの目的で腫瘍マーカー検査を行い，その結果に基づいて医師が計画的な治療管理を行った場合に請求できるものです。たとえば，胃がんで胃全摘術後の患者さんについて，術後にCEAの測定を定期的に行って管理する場合や，肝細胞がんの患者さんにAFPあるいはPIVKA Ⅱの測定を定期的に行って適宜治療を行う場合などが相当します。ただし，がんを疑って腫瘍マーカー検査を行う場合は，この診療報酬項目ではなく，単純に検査として算定します。

【悪性腫瘍特異物質治療管理料の算定要件】

　・悪性腫瘍の患者さんに，

　・対応する腫瘍マーカーの検査を行い，

　・その検査結果とともに治療計画の要点をカルテに記載する

　ここでの要点とは，たとえば腫瘍マーカーに変化がみられなければ「経過観察」とか，腫瘍マーカーの上昇がみられる場合には「再度上部消化管内視鏡と腹部造影CTを行う」などの記載を指します（**図**）。

R7.4.3	［悪性腫瘍特異物質治療管理］ CEA 3.7ng/mL（R7.4.3測定） 　s-colon Ca ope 後4年経過。前回（R7.1.17外来時）CEA 4.0ng/mL特に上昇もなし。このまま定期的にfollow-up。 次回来月の外来時測定予定。 <div align="right">外科　○原</div>

図　カルテ例：悪性腫瘍特異物質治療管理料

2.3.3 ● 特定薬剤治療管理料

○ point

✔ カルテに測定した薬物血中濃度の値とその解釈（治療計画の要点）を記載する

　特定薬剤治療管理料も，悪性腫瘍特異物質治療管理料と同様に，目に見えない医師の技術料であり，DPC対象の患者さんでも出来高で算定します。具体的には，ジギタリス製剤やテオフィリン製剤など，薬物血中濃度が治療上重要な薬剤を投与中の患者さんについて，計画的な治療管理を行った場合に算定します。

【特定薬剤治療管理料の算定要件】

・対象疾患と診断され，対象となる薬剤を投与されている患者さんで，

・患者さんの薬物血中濃度を測定し，

・薬剤の血中濃度とともに治療計画の要点をカルテに記載する

　ここでの要点とは，「テオフィリン濃度が治療域よりも低すぎるので明日よりテオフィリン600mg/dayに増量」などの記載を指します（**図**）。

　なお，対象となる薬剤を**表**にまとめました。

| R.7.4.10 | | ［特定薬剤治療管理］
血中テオフィリン濃度　8.7μg/mL（R.7.4.10測定）
　B.Asthma発作時のテオフィリン濃度やや低めのため
　テオドール®400mg/day→600mg/dayに増量して
　退院とする。外来で再評価。
　　　　　　　　　　　　　　　　　　　　　呼内　○沢 |

図　カルテ例：特定薬剤治療管理料

2.3 入院中のポイント 67

表　特定薬剤治療管理料の対象となる患者

専門科等	製剤名	対象疾患	投与方法等
循環器	・ジギタリス製剤	・心疾患 ・不整脈	・重症うっ血性心不全の患者に急速飽和で投与した場合は算定点数が変わる
	・抗不整脈用剤 (プロカインアミド, N-アセチルプロカインアミド, ジソピラミド, キニジン, アプリンジン, リドカイン, ピルジカイニド塩酸塩, ピルメノール, アミオダロン, ソタロール塩酸塩, ベプリジル塩酸塩)		・継続的に投与
脳神経	・抗てんかん薬	・てんかん	・全身性けいれん発作重積状態の患者に注射により投与した場合は, 算定点数が変わる
	・バルプロ酸ナトリウム	・片頭痛	
免疫抑制剤	・ミコフェノール酸モフェチル	・臓器移植における拒否反応の抑制	
	・タクロリムス水和物	・臓器移植における拒否反応の抑制 ・全身型重症筋無力症 ・関節リウマチ ・ループス腎炎 ・潰瘍性大腸炎 ・間質性肺炎 (多発性筋炎, 皮膚筋炎に合併するもの)	
	・シクロスポリン	・臓器移植における拒否反応の抑制 ・ベーチェット病 ・重度の再生不良性貧血 ・赤芽球癆 ・尋常性乾癬 ・膿疱性乾癬 ・乾癬性紅皮症 ・関節症性乾癬 ・全身型筋無力症 ・ネフローゼ症候群 ・急性期の川崎病	・ベーチェット病については, 活動性・難治性眼症状を有する患者, またはその非感染性ブドウ膜炎 (視力低下の恐れがあるもの) の患者 ・アトピー性皮膚炎については, 既存の治療で十分な効果が得られない患者に限る
	・エベロリムス	・臓器移植における拒否反応の抑制 ・結節性硬化症	
呼吸器	・テオフィリン製剤	・喘息, COPD, 未熟児無呼吸発作等	

(次頁に続く)

専門科等	製剤名	対象疾患	投与方法等
精神	・ハロペリドール製剤 ・ブロムペリドール製剤	・統合失調症	
	リチウム製剤	・躁鬱病	
	・バルプロ酸ナトリウム ・カルバマゼピン	・躁鬱病 ・躁病	
リウマチ	・サリチル酸系製剤	・若年性関節リウマチ ・リウマチ熱 ・慢性関節リウマチ	・継続的に投与
がん	・イマチニブ	・慢性骨髄性白血病	
	・メトトレキサート	・悪性腫瘍	
	・スニチニブ	・腎細胞癌	・抗悪性腫瘍剤として投与
	・シロリムス製剤	・リンパ脈管筋腫症	
抗菌薬・抗真菌薬	・アミノグリコシド（アミノ酸配糖体抗生物質） ・バンコマイシン，テイコプラニン（グリコペプチド系抗生物質） ・ボリコナゾール（トリアゾール系抗生物質）	・重症又は難治性の真菌感染症 ・造血幹細胞移植の患者（深在性真菌症の予防を目的とするもの）	・入院中の患者のみ ・数日間以上投与

 管理者の視点

　保険診療でカルテを書くことが重要だという認識はあっても，そもそも制度上の算定要件やそれを満たすためには具体的に何をどう書くかを教わったことがある医師は多くありません。実際のところ，行政の指導によってカルテに算定要件の記載漏れが見つかる確率は非常に高く，全国的に医師に対する啓発不足は明らかです。

　臨床研修指定病院では，全職種を対象とした保険診療の講習を最低でも年2回行うことが求められています（臨床研修病院入院診療加算の施設基準）。その際には，医師向けに，ぜひ具体的なカルテ記載を指導していただきたいと思います。また，カルテ記載の問題は研修医だけの問題ではなく，指導医，部長クラスでも生じますので，医師全員と，さらに医事課をはじめとした事務担当者に対しても算定要件としてのカルテ記載の重要性を繰り返し啓発していただくことが病院全体で保険診療の適正化を図るうえで重要です。

🎵 column 5 中にいると見えないこと

　機会に恵まれ，2年ほど米国に留学した。最初の数週間通った米国内の英語学校でのこと。不定詞の例文として，テキストにこんな一文があった。

"Jim sold his bicycle to buy medicine for his baby."

（ジムは彼の赤ん坊の薬を買うために，彼の自転車を売った）

　そこで一緒に授業を受けている外人（当方も米国内では外人である）の多くは中南米から来ていて「自分の国ではよくある」とのこと（!!）。米国から出たことがないという教師も，「そういうこともあるんじゃないの，特に南部では」と。研究室のメンバーにも聞いてみたが，別に違和感はないらしい。むしろ「日本でも低所得者ならこうなるんじゃないのか？」という始末。

　現在の日本ではありえない状況である。なぜなら，自転車を売らなければ薬を買えないという経済状態の人は少なく，そもそも3歳未満の乳幼児の医療費は健康保険加入者であれば，保険の自己負担分も公費負担になるので実質無料である。そう彼らに説明すると，「へー，北欧みたいでよい国だね」との反応。

　北欧みたいかどうかは別として，確かに日本の医療保険制度はよくできている。1961年に国民皆保険制度となって，国が国民の健康を保障したことが昭和の経済成長を支えたのは明らかな実績である。その後平成を経て令和に入った現状はどうだろうか。政府主導の賃上げにより国民所得は増え始めたものの物価上昇の方が大きく実質賃金が下がっている状況で，医療費の自己負担比率が上がり，年金も減額され，この中途半端な社会保障のもと，経済再生が果たされるには，将来への安心と希望が必要ではないだろうか。

　ところで，よくできたわが国の国民皆保険制度ではあるが，できてすでに60年以上が経ち，公的な健康保険制度があるのが普通になった日本の中にいると，問題点ばかりが気になって，よいところを忘れがちである。また，よい制度であっても運用がうまくいっていなければ意味がない。医療保険制度の運用の担い手は，行政でも法律家でもなく，医師をはじめとした医療者である。1人ひとりがその自覚をもって，制度の維持と改善に努めることが重要なのはいうまでもない。

　たまに外に出てみると，中にいては見えないこと，忘れてしまうことに気づくものである。また，あるのが当たり前になっているものは，失って初めてその重要性に気づく。実際，日本国内はいろいろなものが，いろいろな意味で合理的かつ便利にできている。このような日本再発見のチャンスを得たのは留学の大きな副産物だった。

2.3.4 ● 心電図モニター（呼吸心拍監視）

◎ point

✔ 心電図モニターの波形の一部とその解釈（治療計画の要点）を記載する

　心電図モニターは，実際にはモニターをつけている患者さんの管理ですが，診療報酬点数表では「呼吸心拍監視」という呼称がつけられており，「検査」の部にあります（したがって，DPC/PDPSでは包括範囲内になります）。

　「呼吸心拍監視」は1日単位で診療報酬算定しますので，原則的には10日間行えば10日分を算定することになります。しかし，単に患者さんに心電図モニターをつけていればその診療報酬が請求できるわけではありません。心電図モニターの電極はつけたものの，つけっぱなしでまったくモニターを観察しなければ，診療として意味をなさないからです。

【呼吸心拍監視の算定要件】

・心電図モニターをつけ，

・**医師がモニターの観察結果の要点を1日ごとにカルテに記載する**

　(注)ここで，「医師が」としていることに注意してください。「呼吸心拍監視」の診療報酬は，医師の行った検査に対して支払われるものです。病棟の看護師も看護記録に心電図モニターの記録を記載しますが，これだけでは「呼吸心拍監視」の算定要件を満たしません（医師が行った医療行為の記録は原則的に医師自らが記録しなければなりません）。なお，看護師が行った記録や評価に対する診療報酬は，入院基本料に含まれています。

　実際の観察結果の要点の記載にあたっては，モニターの波形をプリントアウトして貼ったうえで，何らかのコメントを記載することが望ましいとされています（**図**）。

　モニターの波形を貼っただけでは検査結果の解釈をしたとはみなされません。

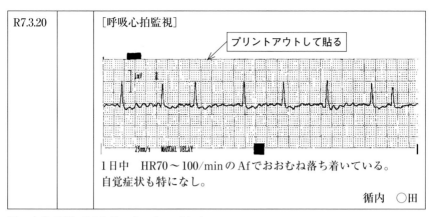

図　カルテ例：ECGモニターとコメント

事務担当者の業務

　カルテ記載は医師の業務ですが，診療報酬の算定要件となっている項目については，事務担当者が診療報酬請求時に必要な記載があるかどうかを確認するのが原則です．実際の請求業務では，医学管理や検査の実施オーダーがそのまま医事会計に反映し自動算定されるかもしれません．しかし，現時点ではどんなに優れた電子カルテシステムであっても，カルテの記載内容が算定要件を満たしているかどうかまでは判断してくれません．

　行政機関による個別指導や監査では，診療報酬請求の根拠として必要なカルテ記載があるかどうかを確認されることになります．

72 第2章 患者さんの入院から退院，退院後までと診療報酬

2.3.5 ● カルテ記載時の注意点（DPCの場合）

● point

✔ DPC対象病院であっても出来高払いになる場合がある

　DPC対象病院では，入院基本料だけでなく，入院中の検査（内視鏡や心臓カテーテル検査，病理検査などを除く），画像診断，投薬，注射，処置（1,000点以上の処置を除く）などは，主に病名で決まる定額制，つまり包括評価となります。この包括部分は，ホスピタルフィー（病院の基本的な管理運営部分）に相当します。一方，ドクターフィー（医師らが行う診療技術部分）は包括の範囲外であり，DPC/PDPSであろうとなかろうと変わりません（詳しくは第1章を参照してください）。

　したがって，先に述べた「心電図モニター」すなわち「呼吸心拍監視」などは「検査」の部にあるため，DPC/PDPSではこれに関する算定要件を満たすか否かにかかわらず個別の出来高算定はできません。いいかえれば，DPC/PDPSの包括範囲内の項目は，出来高算定であれば考慮しなければならない算定要件によらず，最終的に病院に支払われる診療報酬は同じです。しかし，気をつけたいのは，DPC対象病院でも傷病名や患者さんの状態によってはDPC/PDPSに該当せず，入院医療費全体が出来高で診療報酬を請求することがあることです。特に同じ疾患であっても，治療内容によってDPC/PDPSに該当する場合としない場合に分かれることがあります（特定機能病院をはじめとした臨床研修指定病院ではDPC/PDPSに該当しないケースも多くあります）。さらに，残念ながら長期入院となった患者さんの診療報酬も，各DPC（診断群分類）で決められた日数（特定入院期間）を超えたところから出来高払いに移行します（概して，長期入院の患者さんには心電図モニターがついていることが多いです）。

　また，カルテは患者さんの大事な記録です。さらに，医師の身分法である「医師法」の第24条には，「医師は，診察をしたときは，遅滞なく診療に関する事項を診療録に記載しなければならない」とあります。つまり，**保険診療でなくても，そもそも医師にはカルテを記載する（記録を残す）義務がある**のです。費用を別に算定できないから書かないというわけにはいきません。カルテ

2.3 入院中のポイント　73

に必要な記録をしっかりと残しましょう。

👍もっと詳しく

　患者さんの指導や医学的管理（医学管理等）は原則的にDPC/PDPSの包括範囲外ですが，「医学管理等」の診療報酬区分の中で，手術前医学管理料と手術後医学管理料だけは包括となります。

　診療報酬改定の際にはDPC/PDPSの点数表も改定され，一部のDPCではDPC/PDPSから出来高払いになるものや，出来高払いからDPC/PDPSになるものがあります。また，特定入院期間の日数が変わる場合もあります。診療報酬改定時には，自分の診療科で使用頻度の多いDPCコードについては，必ず確認しておくようにしましょう。また，病院全体の取り組みとして，診療報酬改定時には変更が生じたDPCコードを医師と事務担当者が共有するとよいでしょう。

2.3.6 • カルテ記載時の注意点（処置範囲など）

○ point

✔ 処置範囲は図示するなど客観的に判断できるようにする

　処置は，診療報酬点数表では内容によって創傷処置，熱傷処置，重度褥瘡処置，皮膚科軟膏処置などに区分され，さらに処置範囲によって点数が異なります。熱傷処置は創傷処置や皮膚科軟膏処置の2.5 ～ 4.5倍の点数，重度褥瘡処置なら同じく2倍の点数になるので，何に対する処置なのかを情報共有することが重要です。また，指先だけの処置なのに，全身に相当する処置範囲で診療報酬請求するようなことがないよう十分に注意してください。

　DPC/PDPSでは，1,000点未満の処置は包括になりますが，1,000点以上の処置は包括範囲外で出来高払いとなります。「DPCでは処置は包括」とたかをくくっていると，高額点数の処置について請求漏れが生じますので，医療者と事務担当者とで患者さんの処置内容について情報共有しておきましょう。

　病院によって医師が自ら処置伝票記入や端末入力するか，事務担当者に行った内容を連絡するか，方法に違いはあるでしょうが，大事なことは，**処置を行った医師の判断で正しい処置範囲（大きさ）を決める**ことです。気をつけたいのは，熱傷処置のように長期間行う処置の場合，徐々に処置範囲が変わっていく（よくなれば小さくなる）ので，最初だけ処置範囲をオーダー（指示）するのではなく，適宜変更しなければなりません。傷が治って処置を終了する際も明確な医師の判断および指示が必要です。

　また，診療報酬請求の根拠であるカルテには，処置範囲が後でわかるように記載しなければなりません。カルテに書かれているのが，たとえば「処置do」だけだと事務担当者は前日と同様としか判断できず，結果的に過小請求や過大請求といった不適切な診療報酬請求につながります。医師は，できるだけ処置内容を図示するなど，自分以外の者でもカルテを見れば客観的に判断できるように記載しなければなりません。特に**処置範囲の変更はカルテ上も明確に記載する**必要があります。

事務担当者の業務

　処置や手術の範囲について不明な点がある場合には，必ず医師や看護師に確認することが重要です。特に外傷などで，複数箇所の処置や手術が行われている場合には注意を要します（処置範囲や大きさが変わりやすいです）。また，処置に使用した薬剤や材料について，出来高払いでは薬剤料として算定漏れのないように気をつけなければなりません。ここでも病棟医や看護師との連携が重要です。

2.3.7 ● カルテ記載時の注意点（医師の署名）

> **○ point**
>
> ✔ 電子カルテに記載する際は必ず自分のIDでログインする

　すべてのカルテ記載については，誰が記載したのかわかるようにしておかなければなりません。電子カルテの場合，ログインしている人の職名と氏名が記載事項とともに必ず残るので，**電子カルテに記載する際には必ず自分のIDでログイン**しなければなりません。これは電子カルテの管理上最も重要なことの1つです。仮に同じ診療チームであっても，ログイン中ではない別の医師がカルテ記載してはいけません。医師事務作業補助者がカルテの代行入力をする場合には，必ず代行者が自らのIDでログインしたうえで，依頼した医師名を指定し，依頼医と代行者両方の名前が電子カルテに残るようにしてください。また，依頼医は必ず代行入力された記載内容を速やかに確認し，問題なければ承認の入力をしてください。

　紙カルテの場合には，最後に必ず署名することを忘れてはいけません。記録内容に対する責任の所在を明確にすることが必要であり，紙カルテの場合には，医師を含めどの職種も，カルテを書いたら職名と氏名を必ず記載します。

　紙カルテの病院では，以前は職種ごとに記録用紙が分かれていましたが，現在は多くの場合，診療記録の一元化を図る目的で，医師の経過記録，さらには看護師，理学療法士などのコメディカルの記録も，同一の用紙に継時的に記載されています。このような場合，誰が記載したのかがわからないカルテは，診療報酬の根拠とはなりえません。なぜなら，記載内容が果たして算定要件を満たすものかどうか（算定要件を満たす医師による記載かどうかなど），客観的に判断することができないからです。

管理者の視点

　臨床研修指定病院では，臨床研修病院入院診療加算が入院基本料（ベッドフィー）に規定されています。

　この加算項目の算定要件に，指導医の役割として「研修医の診療録記載に関する指導および確認を速やかに行い，診療録に指導内容がわかるように指導医自らが記載を行い署名すること」と明記されています。つまり，指導医が責任をもって研修医のカルテ記載を指導することを評価するものです。

　特に重要な点は，指導医は「速やかに」研修医のカルテ記載を確認しなければいけないことです。診療上の問題があれば速やかに対処しているはずですが，カルテ記載の問題点も同様に速やかに対処しなければ，禍根を残すことになります。電子カルテはすべての記録について日時が残り，一般に翌日以降の修正等はできないように設定されているはずです。紙カルテの場合，修正や追記を行った日時が不明な場合には，改ざんなどの不正行為とみなされるので注意してください。

2.3.8 ● 検査の費用

○ point

✔ **検査結果を見て判断した内容をカルテに記載する**

病棟医が目的なく検査オーダーを出すことは通常ないはずですが，「念のため」行う検査が結果的に無駄な検査になっていることが少なくありません。検査オーダーを出す担当医が必要性をよく検討することが重要です。

また，研修医のいる病院では検査オーダーが多くなる傾向があります。検査が多くなるのは，診断の精度を上げる努力でもあり，一概に過剰だとはいえませんが，毎日のように同じ項目でスクリーニングが行われている状況が少なくないのも事実です。さらには，検査結果伝票が放置されていたり，電子カルテで検査結果を開いた形跡がなかったり，結果を見ていないことが明白な場合には，それらの検査オーダーは無駄だったとしかいいようがありません。

なお，保険診療の根本を定めた保険医療機関及び保険医療養担当規則（療養担当規則）では，「検査は診療上必要があると認められる場合に行う」，「各種の検査は研究の目的をもって行ってはならない」などと，保険診療で行う検査について明記されています。したがって，診療上必要のない検査は保険診療としては認められず，診療報酬請求が認められません。

実際，DPC/PDPSの診療報酬は病名で決まる定額で，内視鏡検査や病理検査以外の検査はいくらやっても同じ（入院基本料と合わせて定額）になります。また，出来高算定の場合でも，医学的な妥当性から検査回数の制限や類似の検査の包括払い〔腎機能や肝機能，電解質，脂質，血糖などの生化学的検査(Ⅰ)や内分泌ホルモンなどの生化学的検査(Ⅱ)で一定の項目数を超えれば定額〕が定められています。さらには，大学病院等の特定機能病院ではDPC/PDPSから外れて出来高払いになる患者さんでも，検査については従来ある程度の範囲で「基本的検体検査実施料」という1日あたりの定額制（たとえば，入院してから28日目まで1日あたり1,400円）を導入しています。つまり，診療上の必要性のない無駄な検査をすれば，その費用はそのまま病院の損失となります。

また，血液検査をはじめとした検体検査の診療報酬，すなわち検体検査料は，検体採取料，実施料，判断料で構成されています。検体採取料は，正確には

「診断穿刺・検体採取料」という名称で血液採取つまり採血（静脈採血）や動脈血採取，髄液採取，骨髄穿刺，腹水穿刺など検査を行う目的で検体をとる手技料です。

検体検査実施料は，検査項目ごとに設定されており，検査室で行われる検体の処理と測定に対する診療報酬です。

検体検査判断料は出された検査結果に対する判断や解釈，さらにそれを診療に活かすといった医師の技術料にあたります。この**検体検査判断料は医学管理などと同様に目に見えない医師の技術料ですから，その算定根拠として検査結果に対する判断や解釈をカルテに記載しておかなければなりません。**

なお検体検査判断料は，尿・糞便等検査判断料，血液学的検査判断料，遺伝学的検査判断料，生化学的検査（Ⅰ）判断料，生化学的検査（Ⅱ）判断料，免疫学的検査判断料，微生物学的検査判断料の7区分に分かれており，オーダーした個別の検査項目が属する区分について，それぞれ月1回ずつ算定します。診療上，オーダーした検査すべてに対して判断や解釈を行っているはずですから判断料も検査オーダーに紐づいて算定するはずです。算定の根拠となるカルテ記載についてもオーダーした検査の結果すべてを見て判断したことがわかるようにしておきましょう。

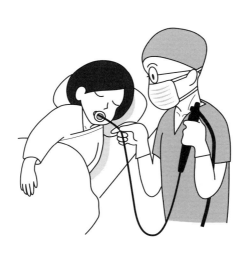

管理者の視点

　血液検査のオーダーでは，入院，外来の別を問わず，無駄が生じやすくなります（医師にとっては座って入力するとか用紙を記入して，後は待っていれば結果が出て簡単なため）。かつては，入院患者さんの採血は研修医の仕事であったため，研修医は無駄なオーダーを多く出せば自分の首を絞めることになり，これによって検査の必要性を自然と考えたものでしたが，今ではそのようなこともありません。

　また，ほとんどの医師にとって検査室での血液の処理や機器設定，検査結果の確認など，検査技師の業務は見えにくいため，検査室の状況に対する関心が薄い傾向があります。

　一方，検査のオーダー数が1割増えれば，かかる時間や手間もそれだけ増え，検査技師の仕事が増え，検査結果が出るのが遅れるというデメリットが生じます。さらに病院の収支を考えた場合，検査の多くはDPC/PDPSでなくても包括（まるめ）であり，項目数が多くなっても保険点数すなわち収入は同じで，支出のみが増えることになります。

　それぞれの医療機関で，検査項目数によって所要時間がどのくらい変わるのか，検査1回あたりの費用がいくらか，を算出して収支が赤字となる検査項目数は何項目か，などできるだけ具体的な情報を，現場の医師等に発信し，効率化を図ることが重要です。

2.3 入院中のポイント 81

⏧column 6 コピペ

　大学病院では学生実習が行われ，医者のたまご，看護師のたまご，医療事務担当者のたまごなど，将来の医療界を担う人たちがさまざまな経験を積んでいく。患者さんにも実習に協力していただき，病歴を聞かせてもらったり診察をさせてもらったり，学生にとって貴重な経験となるとともに将来の礎を形成する重要な場の一員となってもらう。患者さんの中には入退院を繰り返していたり，長期入院になっていたりして多くの学生実習に協力してもらっているベテランもいて，学生の扱いも慣れており指導医（大学としては教員）側としてはありがたい存在である。

　当方が糖尿病外来でフォローしているある患者さんも，糖尿病をメインで入院することはないが，別の診療科のベテランである。あるとき，ちょうど入院期間中に外来日が当たったので病棟に伺うと，「今回珍しく学生さん当たってないのよ」。「あれ？　さっきカルテ確認した際には学生カルテが書かれていたが…」と言いそうになったが，とりあえず適当に受け流すも，患者さんは「学生さんついてないと暇でつまらないのよ」とポツリ。確かに化学療法で入院しているものの幸いあまりつらい副作用症状が出ないので，学生の相手も気を紛らわすのにちょうどよいのかもしれないと思いつつ部屋を後にして，再度カルテを見てみると，やはりしっかり学生カルテが書いてある。問診も診察の所見も…。研修医や指導医の記載にはないことも書いてあるが，空想で書いた割には良くできているので，ほかも探してみると前日の看護記録と一字一句同じであることが判明した。しかも誤字脱字まで一緒なのでここからコピペしたものか。

　1990年代のまだ紙カルテの頃，看護記録の内容を書き写す研修医がいたのを思い出した。ただその研修医は患者に会わないとか診察しないではなく，文章を書くのが下手で時間がかかりすぎるので終電に間に合わなくなるのが理由だった。それでも手書きの時代なのでコピペというわけにはいかず，ちょっと表現を変えてみたりして（その結果意味不明になったりして），横書きだと速く書けないとか文句を言いながらも何とか書き上げて終電に向かって走っていく（なお，こちらは当直なので帰れない）。

　文章を書くのが上手な名医の表現は，カルテでも論文でも真似したいものである。自分では思いつかない表現に出合ったら書き留めておくとある名医は言っていた。作家になるわけではないし，そもそもカルテは多くの人々に読んでもらうものではないのだが，表現が良くなると状況の理解も良くなるような気がする。真似をするといってもそのままコピペだと身に着かないが，良い表現はもらって使っているうちに自分のものになっていくだろう。最近の定型文で埋まってしまっているカルテの中で少し光る表現があると，カルテチェックをする側もちょっとうれしいかもしれない。

2.3.9 無駄な検査をしないための注意点

○ point

✔ **医師が検査項目の計画性や根拠を常に確認する**

無駄な検査をオーダーしないためには，以下の2点が重要です。

①患者さんの病歴や身体所見といった，消耗品を使わずに得られる情報をあらかじめとる（計画的に行う）

②適応や結果の解釈など，検査の意味を理解する（根拠を確認する）

画面を見なければオーダーを出せないし，前回までの経過や検査結果もわからないので，仕方ない部分もあります。しかし，医師が病歴聴取や診察を十分に行わないで検査結果を偏重していると，病院経営にも影響が出ることになります。

なお，DPC/PDPSでも検査のためのいわゆる試験穿刺や検体採取の手技料（内視鏡検査，病理検査等）は包括範囲外のため，出来高で算定します。病棟で動脈血採取，腹水や胸水の試験穿刺などを行った場合，きちんと情報を共有することが必要です。

逆に，コストを優先するあまり，検査を控えすぎることも問題です。かかるコストを考えつつ，必要に応じて実施するというバランス感覚が求められます。

また，DPC対象病院では，検査のほとんどが入院中は包括になるため，従来入院時に行っていた検査をあらかじめ入院前の外来受診時に行い，入院中の検査を最小限に抑える努力をしている場合が少なくないと思います。経営上，このほうがよいことは明らかですが，外来担当医と入院担当医の連携が悪いと，入院時にも同じ検査を行ってしまうので注意が必要です。

管理者の視点

　研修医は，診療科が変わった直後に，直前までいた診療科で行っていた検査をそのまま行ったり，それに追加したりする場合があります。最初の段階でその診療科で必要な検査について指導医が研修医を指導する必要があります。

　すなわち，研修医のオーダーに無駄が多い原因は，指導医にあることがほとんどです。指導が不十分であれば，優秀な研修医ほど不安になって，患者さんの状態を把握するためにより多くの情報を得たいと思うようになります。指導医が検査の必要性を十分教えずに機械的にオーダーを出させてしまっている場合もあります。研修医を叱る前にまず指導医に確認することが必要です。研修医が暴走しているのでなければ，むしろ保護するべきでしょう。

　また，診療科によっては，検査オーダーが多くなることがやむをえない場合もあります。しかし，同じ診療科内で検査オーダーが明らかに多い医師に対しては是正してもらう必要があるかもしれません。検査部や医事課（請求事務部門）では，同じ診療科内で検査項目数や回数が多い医師を把握し，その情報を当該診療科の部長等に連絡するなどして，できるだけ医師同士で改善を図れる環境をつくっていくことが重要です。

84　第2章　患者さんの入院から退院，退院後までと診療報酬

2.3.10 ● 腫瘍マーカー

> **point**
>
> ✔ スクリーニングとしての腫瘍マーカー検査は一部を除き適当ではない。がん患者さんにフォローアップで行う場合のカルテ記載を忘れない

　検査の適応が問題とされる代表例が腫瘍マーカーです。すべての患者さんに対して，入院時に腫瘍マーカーをオーダーすることが慣習になっている病院もあるようですが，保険診療の一般論としては決して認められるものではありません。肝炎患者さんに対して肝細胞がんの検査として行われるAFPおよびPIVKA IIや，高齢男性に対して前立腺がんの検査として行われるPSAのように特異度の高い腫瘍マーカー検査も中にはありますが，多くの腫瘍マーカーはスクリーニングとしての有用性は決して高くないことは専門家も認めるところです。

　保険診療では，腫瘍マーカーをスクリーニングとして行うことは不適切とされ，診療および他の検査の結果から悪性腫瘍の患者さんであることが強く疑われる患者さんに検査を行った場合に，悪性腫瘍の診断の確定または転帰の決定までの間に1回を限度として算定することになっています。したがって，スクリーニングとしての腫瘍マーカー検査は必要性の乏しい検査とみなされ，診療報酬請求しても査定（減額査定）の対象となります。

　さらに，DPC/PDPSの場合には，検査としてオーダーされる腫瘍マーカーは包括範囲に含まれますので，無用にオーダーすれば，そのまま病院の損失となります。また，出来高払いの場合でも，腫瘍マーカーの中には複数オーダーした場合に項目数によって決まる包括点数（まるめ）で算定するものがあります。

👉 もっと詳しく

すでにがん（悪性腫瘍）の診断がついている患者さんのフォローアップとして腫瘍マーカーを測定する場合，その結果に基づいて医師が計画的な治療管理を行うことと併せて，「悪性腫瘍特異物質治療管理料」として診療報酬を請求します。ただし，計画的な治療管理を行うことが算定要件ですので，しっかりとしたカルテ記載があることが必要です。

 管理者の視点

腫瘍マーカーはレセプト審査で査定（減額査定）の対象になりやすい筆頭格です。また，腫瘍マーカーを多数行うのは，すなわち多くの悪性腫瘍を疑った結果ですから，傷病名として悪性腫瘍の疑い病名を多くつけることになります。その結果，傷病名欄がそれだけで埋まったレセプトができあがり，審査する先生方からみて，いかにも不適切なイメージができあがることにもなります。

レセプト確認の際に，それぞれの医師に自分が査定する立場だったらそのレセプトをどう思うかを考えてもらうなど，必要性の再考を促す指導を繰り返すことが重要と思われます。併せて，実際に必要な検査をした場合には，基本どおりカルテへの疑い病名の記載（あるいは入力）を怠らないように啓発することが重要です。

86　第2章　患者さんの入院から退院，退院後までと診療報酬

2.3.11 ● 画像診断の注意点
（画像診断管理加算1〜4）

point

✔ 読影結果の報告書は必ずカルテに添付し，治療計画をカル
テに記載する

　多くの病院では，画像診断のオーダーがあると，放射線科の医師がCTや
MRIなどの画像について読影を行い，読影結果の報告書を発行しています。そ
のため，病棟医は日ごろ画像診断をオーダーすると，画像とともに放射線科の
医師による報告書がついてきて，これを頼りにしているはずです（ただし，研
修医の場合，「自分で画像を読む前に報告書を見るな」と指導医からは怒られ
るかもしれません）。

　この報告書は，保険診療では画像を読影する医師（放射線診断医）の技術料
と画像管理を評価する「画像診断管理加算1〜4」の算定要件の1つとなって
います。DPC対象病院でも，画像診断管理加算は包括範囲外で別に算定でき
ます（画像診断そのものは包括）。この画像診断管理加算を算定するためには，
以下の2点が必要です。

①専ら画像診断を担当した経験を10年以上有する者，あるいは当該療養に
ついて関係学会から示されている2年以上の所定の研修を修了し，その旨
が登録されている者で，その医療機関の常勤の医師が，読影および診断を
行い，報告書を記載すること

②オーダーした医師は報告書をカルテに添付し，画像診断結果の評価と治療
計画をカルテに記載すること

　電子カルテに画像診断の画像データが取り込まれ，フィルムレスになってい
る病院では，報告書も電子カルテ上にアップされるはずです。したがって画像
診断をオーダーした病棟医に求められるのは，報告書を確認したという記録で
す。すなわち，**カルテ上に報告書を確認した旨とそのうえでの治療計画を記載**
しなければなりません。

　放射線診断医の読影結果を紙の報告書で運用している病院では，病棟医は報

告書を確認し，カルテに添付したうえで，治療計画を記載します。この報告書をカルテに添付するという要件は，画像診断をオーダーした医師が放射線診断医による報告書を確認し，診療に役立てること，ならびに報告書自体を診療報酬請求の根拠であるカルテに残しておくことが求められているということを意味しています。通常，患者さんの診察を担当する医師が放射線科からの報告書を見ないことはないでしょうが，見たことがわかるようにしておかなければなりません。

　報告書が画像とともにあるほうが便利なこともあるので，報告書そのものは規定どおりカルテに添付し，報告書のコピーを画像の袋に入れておくのがよいでしょう。また入院と外来のカルテが別の場合には，両方のカルテに報告書あるいはそのコピーを添付しておきましょう。

　放射線読影医がせっかく読影して報告書を作成しても，画像診断をオーダーした側の各診療科の医師が報告書をむげに扱っていると，画像診断管理加算の算定要件を満たさず，病院全体が正しく保険診療を行っていないことになってしまいますので注意しましょう。

管理者の視点

　画像診断や麻酔記録など，他科や他職種からの報告書類の管理に問題があることは少なくありません。電子カルテを導入している病院では報告書類の紛失はありませんが，書類の未確認に伴うトラブルは少なくありません。病院を挙げて，報告書の未読によるトラブルを防ぐ必要があります。また，紙ベースでのやり取りの場合，病棟クラークや医師事務補助者等の職種により，これらの書類管理が適切に行われるよう医師をサポートすることをお勧めします。

　画像診断管理加算は，1〜4の3区分あり，それぞれ放射線診断医の配置状況による施設基準が設けられています。なお4は特定機能病院が対象です。十分な読影経験のある常勤医の存在を施設基準として評価し，その技術について診療報酬を支払うものです。したがって，非常勤の医師では算定できないだけでなく，「画像診断を専ら担当する常勤の医師」について，その氏名を施設基準として届け出ておかなければなりません（届け出にある医師による読影でなければ算定できません）。特に，該当する医師に異動があった場合には，速やかに変更の届出を行う必要があることに注意してください。

2.3.12 ● 麻酔の注意点（麻酔管理料）

● point

✔ 麻酔記録は必ずカルテに添付する

　麻酔には高いリスクが伴います。したがって，麻酔が必要な手術などでは，麻酔科医によって麻酔またはその監督が行われます。診療報酬上では麻酔管理料Ⅰ，Ⅱとして麻酔科医の技術料が評価されています。

　病棟医に求められる注意事項は，麻酔記録を漏れなくカルテに添付することです。

【麻酔管理料（Ⅰ）の算定要件】

①麻酔科標榜医の資格を持つ医師が，

②自ら麻酔をかけ管理を行い，術前術後に患者さんの診察を行い，

③カルテまたは麻酔記録に，麻酔や診察の記録を残す（麻酔記録に記載した場合はそれをカルテに添付する）

　麻酔管理料（Ⅰ）では，麻酔の実施，術前術後の診察をすべて麻酔科標榜医が行う必要があります。麻酔を実施する標榜医と術前診察を行う標榜医，術後診察を行う標榜医がそれぞれ異なっていてもかまいませんが，情報共有することが求められます。

【麻酔管理料Ⅱの算定要件】

①常勤換算で5名以上の麻酔科標榜医の資格を持つ医師がいる病院で，

②麻酔科標榜医の監督のもとで，研修医を含めた「担当医」が麻酔をかけ，術前術後に患者さんの診察を行い，

③麻酔科標榜医の監督のもとで，「担当医」あるいは特定行為研修を修了した看護師が麻酔中の患者さんの管理を行い，

④術前術後に患者さんの診察を，麻酔をかけた「担当医」自身か，麻酔科標榜医が行い，

⑤カルテまたは麻酔記録に麻酔や診察の記録を残す（麻酔記録に記載した場合はそれをカルテに添付する）

　麻酔管理料（Ⅱ）は，麻酔科標榜医の指導・監督のもとで行われる麻酔について，評価しています。研修医を含めた麻酔科標榜医ではない「担当医」が麻酔

90 第2章 患者さんの入院から退院，退院後までと診療報酬

の施術を担当することが可能な点が麻酔管理料（Ⅰ）と異なります。術前診察と術後診察については，麻酔の施術時に指導・監督する者とは別の麻酔科標榜医が行ってもかまいませんが，情報共有することが求められます。また，麻酔の施術を行う「担当医」自身が，術前診察，術後診察すべてを麻酔科標榜医の指導のもとで行ってもかまいません。

👉もっと詳しく

　麻酔管理料（Ⅱ）は常勤の麻酔科標榜医が5人いれば施設基準を満たします。この5人のうち4人分は，育児等の理由により時短で働く麻酔科標榜医で週22時間以上勤務する医師の勤務時間を複数組合わせて充当することができます。最低1人は常勤であることが必要です。例えば，常勤の麻酔科標榜医が4人と週24時間勤務する麻酔科標榜医が2人いれば，施設基準を満たすことになります。

　また，従来医師でなければできなかった業務の一部について，一定の研修を修了した看護師にワークシフトすることが推進されており，麻酔に関しても特定行為研修を修了した看護師が，麻酔中の患者を管理することができるようになりました。麻酔管理料（Ⅰ）はすべてを麻酔科標榜医が行うことが必要ですが，（Ⅱ）では麻酔中の管理を，特定行為研修を修了した看護師が行ってもかまいません。

📋 事務担当者の業務

　麻酔管理料の算定にあたっては，カルテあるいは麻酔記録上で，麻酔科標榜医の関与を必ず確認します。

　特に，臨床研修指定病院など，麻酔管理料（Ⅰ）も（Ⅱ）も算定する可能性がある医療機関では，誰が麻酔の施術を行ったか確認が必要です。

管理者の視点

　画像診断管理加算と同様に，麻酔管理料も「常勤の麻酔科標榜医の存在」を施設基準として評価するものです。病院は，常勤の麻酔科標榜医の氏名を施設基準として届け出ておかなければなりません。また，その医師に異動があった場合にも速やかに届け出なければなりません。

　麻酔管理料（Ⅰ）は常勤の麻酔科標榜医の技術そのものを評価するものであり，麻酔をかけることも術前術後の診察も，あくまでその病院の常勤の麻酔科標榜医が自ら行うことが求められているのに対して，麻酔管理料（Ⅱ）は，将来，麻酔科標榜医の資格をとるであろう研修医を含めた若手医師の施術や術前術後の患者さんへの診察を，常勤の麻酔科標榜医が監督および指導することを評価したものです〔なお，麻酔管理料（Ⅰ）の点数は（Ⅱ）の2倍超〕。

　したがって，麻酔科標榜医が常勤換算で5人以上いる病院で，研修医が麻酔科標榜医（または麻酔科指導医）同伴で麻酔の施術や診察を行っている場合には，麻酔管理料（Ⅱ）を算定することになります。麻酔科標榜医をもたない医師が単独で麻酔を施術した場合には麻酔管理料を算定することはできません。

2.3.13 ● 薬の適応，禁忌，用法・用量

point

✔ 原則として保険診療では禁忌投薬，適応外使用，用法外使用，過量投与は認められない（用法・用量を遵守する）

　薬には，法律〔医薬品，医療機器等の品質，有効性及び安全性の確保等に関する法律（医薬品医療機器等法）のもとで適応症，用法・用量が定められています。したがって，医師は患者さんに医薬品を投与する場合には，原則的にこれを守らなければなりません。

　また，コメディカルや事務担当者としても処方内容を鵜呑みにせず，必要に応じて用法・用量などを確認することが重要です。投薬に関する医療事故は非常に多く，しかも重大な結果となることもしばしばですが，複数の医療従事者が十分な確認作業を行っていれば，その大半は防げたと考えられています。

【不適切な医薬品の投与に関する用語】

・適応外使用：医薬品をその適応症のない患者さんに投与すること

・禁忌投薬：その医薬品の投与が禁忌とされている病態である患者さんに投与すること

・用法外使用：皮下注射で用いるよう定められている医薬品を静脈注射で用いるなど，定められた用法以外で投与すること

・過量投与：1日に10mgを上限と定められている医薬品を1日20mg投与するなど，定められた用量以上を投与すること

　臨床現場では，これらのいわゆる不適切な医薬品投与がなされることがあります。それが意味もなく行われていれば由々しき問題ですが，実際には切実な背景があることがほとんどです。多くのケースは，ある疾患に対するある医薬品の投与について，過去の治験が不十分であったとか，症例数が少なくて治験ができないという問題によって，いまだに適応症，用法・用量等の承認申請が厚生労働省に出ていないが，安全性，有効性は公知であるため，患者さんの治療に使用されるという具合です。この問題については，厚生労働省も「適応外使用にかかる公知申請」など，さまざまな取り組みを実施していますが，根本的な解決には至っていません。

なお，無用な投薬，注射があれば，病院経営にダメージが出ることはいうまでもありません。

👍 もっと詳しく

　DPC/PDPSでは入院中の投薬は包括範囲内であり，どのような投薬が行われようと支払われる医療費は変わりませんが，特殊療法に該当するような投薬についてはそもそも保険医療機関及び保険医療養担当規則に違反することになるので十分な検討が必要です。

　保険診療の概念（安全性，有効性等が確認されている医療）にあてはまらない一般的な治療法としてのコンセンサスが得られていない特殊療法は，仮に対象が同じで同様の効果が期待できるとしても，基本的に保険給付の対象となりません。

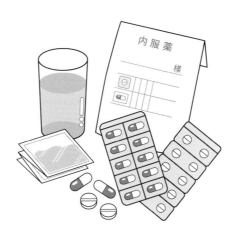

事務担当者の業務

　生物学的製剤などの高額医薬品を用いる場合は，それだけでDPCが変わる場合がありますので注意してください。また，抗がん薬や新薬を使用した場合には，DPC/PDPSの対象外で請求全体が出来高払いになりますので，これも注意してください。

　さらに，注射薬については，投与方法や投与の状況を確認することが重要です。手術や処置で用いた注射薬は，「注射」としてではなく，それぞれ「手術」，「処置」として薬剤料を請求します。出来高の場合には請求の項目が違ってもあまり影響はありませんが，特にDPC/PDPSの場合には，注射は包括であるのに対して，手術は出来高になるため，算定の可否が変わります。

　手術当日の注射薬等については，投与の状況がわからなければ，必ず医師や看護師に確認してください。

 管理者の視点

　レセプト審査で検査と並んで査定（減額査定）されやすいのが投薬や注射です。しかしながら，実際の不適切使用はまれであり，多くは，診療報酬請求の際に問題が生じています。つまり，本来，必要な投薬等を行っていても，傷病名の記載漏れがあればカルテ上もレセプト上も不適切となります。また，薬剤の適応症には，一般的な傷病名に接頭語や接尾語がつく場合があります。例えば，「維持療法が必要な難治性逆流性食道炎」によりプロトンポンプ阻害薬を長期投与する場合や，ステロイドの長期投与が必要な患者に対して「ニューモシスチス肺炎の発症抑制」のためにST合剤を低用量で長期投与する場合などがあり，これらは薬機法に基づき定められた正式な適応症です。逆にこれらの適切な接頭語や接尾語がついていない場合，該当する薬剤の長期投与が審査会では適切とみなされず減額査定されることがありますので，注意が必要です。医師には処方や注射オーダーを出す際に，必ず，傷病名の確認を求めることが重要です。

2.3.14 処置や手術で使う特定保険医療材料や 医薬品の費用

point

✔ 使用した消耗品の衛生材料(特定保険医療材料以外も含め)，および医薬品はカルテや伝票に記載（オーダー入力）する

　手術には，その手術名で決まる手術料があり，処置には，その処置内容や処置範囲によって決まる処置料の点数があります。

　そして，これらで使用するガーゼや包帯などの消耗品の衛生材料の費用は，処置料や手術料の基本料金に含まれることになっていますので，別途，診療報酬を請求することはできません。しかし，請求できないとしても使用した消耗品の衛生材料の量については，できるだけカルテや手術オーダーの所定欄に記載（入力）しておきましょう。手術や処置に使用する材料の中には各種カテーテルや自動縫合器のように，**「特定保険医療材料」として別に点数が設けられている消耗品もあります**（表）。

　診療報酬を請求できないからといって，ガーゼや包帯をケチって治療に悪い影響が出るのは愚の骨頂ですが，逆に衛生材料はいくら使ってもかまわないという雰囲気があれば，単価の小さいものでもチリも積もれば病院経営を圧迫することになります。

　一方，医薬品については，**手術で使用した医薬品は，消毒薬（外皮用殺菌剤）以外であれば使用した分を薬剤料として診療報酬を請求でき，処置では消毒薬を含めてほとんどの医薬品が薬剤料として請求できます**ので，保険診療上，伝票やオーダー実施入力の際に，医薬品名と使用量の記載を忘れずに行うことが重要です。また，処置医薬品で問題となる多くは，その使用量です。たとえば，中心静脈カテーテル挿入に伴う消毒でイソジン液250mL（大きいボトル1本分）を使うことは現実的にありえないわけですが，実例としてそのような診療報酬請求の例があります。できるだけ現場を知ることが重要ですが，少なくとも正しい情報共有をしておきたいものです。

　なお，DPC/PDPSでも手術はすべて包括範囲外です。通常の投薬や注射の費用は薬剤料を含めてDPC/PDPSでは包括になりますが，手術で用いる医薬

表　特定保険医療材料とされている材料の例

- ・　アナログの画像診断で使用する各種フィルム
- ・　人工関節・人工骨，副木
- ・　ガイドワイヤー，カテーテル，ステント，接着用材料
- ・　植込型輸液ポンプ，ペースメーカー，遠心式体外循環用血液ポンプ
- ・　輸血用血液フィルター
- ・　電気刺激装置
- ・　カプセル型内視鏡
- ・　注射用ディスポーザブル注射器　等

品の薬剤料は包括範囲外です（ただし，消毒薬の費用は手術料本体に含まれますので算定できません）。一方，一般に病棟で行われるような1,000点未満の処置は包括になり，薬剤料を含めて算定できません。

■☞もっと詳しく

　特定保険医療材料の中には請求できる個数が決まっているものもあり，注意が必要です。通常は各科の指導医がこれらのことを熟知し，管理しています。

事務担当者の業務

　手術や処置に際して用いた医薬品は，投薬や注射としてではなく，それぞれ手術，処置の薬剤料として算定します。特にDPC/PDPSでは手術で使用した医薬品の薬剤料の算定漏れに注意が必要です。

　また，レセプト審査委員会で医学的な必要性から減額査定されるようなことがないよう，医薬品や特定保険医療材料の使用量について不明点は必ず医師や看護師に確認してください。

管理者の視点

　処置や手術で用いる衛生材料や医薬品については，診療報酬の請求漏れを防ぐこと以上に，いわゆる無駄使いの防止が重要です。保険診療では定価が決められており，収入を増やすことは困難ですから，実費として診療報酬が請求できない衛生材料や医薬品については，油断していると支出超過になってしまいます。病棟や手術室といった現場におけるコスト意識の啓発が重要です。

　また，病院として材料の納入価に問題がないか検討するなど，現場だけではなく事務部門等の努力によって調達原価を抑えることも重要なポイントの1つです。

2.3.15 ● 輸血の同意書

● point

✔ **輸血同意書は必ずカルテ内に保管する**

　輸血時には，患者さんあるいはその家族に，その必要性，輸血の種類（自己血輸血をしない場合にはその理由），予想される輸血量，効果，副作用などについて文書で説明したうえで同意書をもらわなければいけません（**図**）。緊急に輸血が必要で，事前に同意書をもらうのが困難である場合は輸血後でもかまわないので，できるだけ速やかに患者さんあるいはその家族に説明したうえで同意書をもらわなければいけません。インフォームドコンセントが重要です。

　保険診療では，この説明と同意書の取得を含めて輸血料として算定します。したがって，同意書なしに輸血した場合の輸血料（手技料）は算定できません。また，同意書に署名をもらったら，その同意書を必ずカルテ内に保管しておかなくてはいけません（電子カルテの場合には署名をもらった書面をスキャンして保存しておく）。

　なお，輸血はイメージとしては点滴注射ですが，診療報酬点数表では「輸血料」は「手術」の部の手技料に区分されています。**DPC/PDPS でも輸血は「手術」として出来高算定**となります。

👉 もっと詳しく

　輸血には全血輸血をはじめ，濃厚赤血球輸血（RCC あるいは MAP），血小板輸血（PC）があり，待機手術の際には自己血輸血も行われます。自己血輸血以外は基本的に他人の血液を輸血することになるので，確率は高くありませんが GVHD という重篤かつ予見不能な副作用が見られることがあるほか，アレルギー症状などが生じることがあります。「血液製剤の使用指針（改定版）」や「輸血療法の実施に関する指針（改定版）」といった輸血のガイドラインに従い，むやみな輸血は慎むことが求められます。

2.3　入院中のポイント　99

令和　7　年　4　月　3　日

主 治 医 氏 名	○田　○男
1．輸血の種類（自己血輸血*を含む。）と使用量等	濃厚赤血球輸血を 2 単位（400mL 相当）（高度の貧血のため自己血輸血は不可）
2．輸血の必要性及び輸血を行わない場合の危険性等	胃潰瘍からの出血による，高度の貧血のため輸血が必要。
3．輸血の副作用等	発熱，アレルギーによる皮疹，重篤な副作用として GVHD が生じうる。
4．輸血に当たり必要とされる感染症検査及び患者血液の保管	血液検査，血液型検査など
5．その他留意点（副作用・感染症救済制度等）	状況により輸血量は増える可能性があります。

＊　自己血輸血を実施しない場合は，その理由を説明すること。

　私は，現在の疾病の診療に関して，上記の説明を受け，質問する機会があり，十分に理解した上で輸血を受けることに同意しました。

（患者氏名）　　　△山　△太郎　㊞

（家族等氏名）　　△山　▽子　㊞

（患者との続柄：　妻　）

※　患者の署名がある場合には家族等の署名は不要

図　輸血同意書の例

事務担当者の業務

　病院の領収書では明細（内訳）が「検査料」，「投薬料」というようにレセプトの区分と同様に記載されています。手術を受けていない患者さんから「手術料」が請求されているという問い合わせを受けることがありますが，その多くは，輸血が行われていて，輸血料が手術料として記載されているケースです。

　また，輸血があった場合，レセプト審査での査定減額を避けるため，輸血実施理由がよほど明白である場合を除き，レセプトに添付する症状詳記（病状説明）を医師に依頼し，その際に輸血等が必要だった理由について記載を依頼してください。具体的には，RCCの場合は輸血前後のヘモグロビン濃度（Hb値），PCの場合は輸血前後の血小板数（Plt値）を含めて記載するよう依頼してください。

2.3 入院中のポイント 101

♪ 曲column 7 行ってはいけない病院

どの地域にも地元住民から「あの病院に行くと死んでしまう」と言われてしまう病院がある。

ある大学病院に当時98歳の男性が救急搬送されてきた。超高齢ではあるものの生活は自立していたが，掃除中に家の中で転倒し，家具に頭をぶつけて意識消失したという。救急車が現着した時点で意識は回復しており会話が可能な状態だったが，頭部から出血していたことや家具が大きく破損していたこと，さらに意識消失した状況から，近隣で頭部外傷を受け入れ可能なその大学病院に搬送されることになった。

しかし，救急隊員からその大学病院に搬送されることを聞いた男性は，「あそこへ行くと死んじゃうからやめてくれ！」と大暴れ。その大学病院は地域の高度医療に長年貢献していたが，当時地元では「行くと生きて帰ってこない病院」と称されていた。家族や救急隊員がなだめてやっとのことで搬送されたが，救急外来でも医療者たちに「殺さないでくれー！」と大騒ぎ。幸い骨折や頭蓋内出血はなく，親族の医療者が経過観察することを条件に自宅へ帰ってきた。

実際には，"死んじゃう病院"の多くがその地域の3次救急あるいはそれに準ずる医療機能を担う病院で，確かに搬送された時点で心肺停止など救命困難な患者が多く運ばれていたり，重症でほかの医療機関から転院搬送されていたりと，医療者から見れば医療レベルの問題ではないことが明らかである。ただ，医療現場の状況がわからない地元住民からみれば，救急車で運ばれた近所の人が生きて帰ってこないことが多ければ，あそこへ行くと死んじゃうという話になる。

つまり，亡くなる原因がその病院に行ったことになって，さらにその病院の医療レベルが原因という話にすり替わってしまうのである。本来は，患者さんが重症という理由（原因）に対してその病院に運ばれたという結果，すなわち因果関係があって，その後死亡という結果も主たる原因は患者さんの状態で，大学病院の医療レベルは死んじゃう方に加担する交絡因子ではないはずだ。

統計でいう「相関がある」状態の解釈を間違えると，因果関係が逆になってしまうことが少なくない。交絡因子の検討も必要である。医療者が科学的な因果関係について間違った解釈をすると，結果的に患者さんを不幸にすることにもなりかねない。冷静な検討・考察とともに，正しい情報発信と啓発を進めたいものである。

102　第2章　患者さんの入院から退院，退院後までと診療報酬

2.3.16 ● 血漿成分製剤輸注の同意書

○ point

✔　血漿成分製剤輸注の同意書も必ずカルテ内に保管する

　新鮮液状血漿や新鮮凍結人血漿（FFP）などの血漿成分製剤輸注についても輸血同様，患者さんのインフォームドコンセントが重要です。輸血と同様の手順で，患者さんあるいはその家族に，文書で説明したうえで同意書をもらわなければいけません。

　そして，同意書に署名をもらったら，その同意書を必ずカルテ内に保管しておかなくてはいけません（電子カルテの場合は署名をもらった書面をスキャンして保存しておく）。

　血漿成分製剤輸注については輸血と違って同意書をとることで加算点数（点滴注射の血漿成分製剤加算）を診療報酬請求することができます。

　また，**血漿成分製剤輸注は「注射」なのでDPCでは包括になりますが，手術中に輸注された血漿成分製剤については，手術で使用した医薬品の扱いになりますので，包括範囲外**であり出来高で薬剤料を算定します。したがって，手術当日に使用した血漿成分製剤は，手術中に使われたのか，術後に病室で使われたのかがはっきりわかるようにしておくことが必要です。

👉もっと詳しく

　同意書の取得に対して，MAPやPCの輸血には加算がなく，FFPなどの血漿成分製剤輸注には加算があることについては，一見整合性を欠くように見えます。この違いは，輸血は区分としては「手術」，血漿成分製剤輸注は「注射」に区分されていることによります。以前は輸血にも同意書取得に対する加算点数がありましたが，もはや当然行うことなので，加算ではなく輸血料の点数本体として評価することになりました。血漿成分製剤輸注も本来考え方は同様ですが，一般の輸液などを含めた注射料全体に加算分を上乗せできないため，加算点数が残っています。

事務担当者の業務

　DPC/PDPSでも，手術時に用いられる薬剤料は出来高で算定しますが，これについて最も注意しなければならないのが血漿成分製剤です。

　血漿成分製剤は薬価が高額ですので，算定の有無で請求点数が大きく変わります。通常は伝票などにより，実施されたのが手術室なのか病室なのか，判断できるはずですが，不明な場合には必ず医師や看護師に確認してください。

　また，輸血同様，血漿成分製剤の使用時にもレセプト審査での減額査定を避けるため，必ずレセプトに添付する症状詳記（病状説明）を医師に依頼し，投与が必要だった理由の記載を依頼してもらうようにしましょう。

2.3.17 アルブミン製剤，グロブリン製剤

> **point**
> ✔ まず使用前に適応をよく考慮する。3日間使用したら効果を評価し，漫然と投与しないようにする

　アルブミン製剤やグロブリン製剤は，成り立ちからは血漿成分を原料としていますが，「血漿分画製剤」と呼ばれ，血漿成分製剤ではありません。これらの投与が必要なケースは，重症患者さんを多く抱える病院ほど多く，通常の点滴と同様に簡単に使用できることがメリットである半面，濫用が問題となることがあります。

　「血液製剤の使用指針（改定版）」でもアルブミン製剤の使用に際しては，「投与効果の評価を3日間を目途に評価を行い，使用の継続を判断し，漫然と投与し続けることのないように注意する」とされています。

　また，急性の病態では，血清アルブミン値3.0 g/dL，慢性の病態では同2.5 g/dLを治療の目標とするとの基準が示されています。アルブミン製剤を3日間投与したら，その翌日に検査し，評価を行うことが必要です。

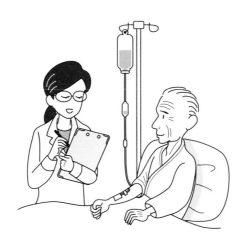

さらに薬価が高いのもこれらの特徴です。一方，DPC/PDPSの場合，これらは診療報酬点数表では「注射」の部にあり，包括になります。したがって，これらの漫然投与は病院経営を圧迫します。出来高払いでは，レセプト審査委員会で減額査定されやすい項目ですから，傷病名からこれらの使用理由がよほど明白な場合を除き，必ず症状詳記（病状説明）を添付したほうがよいでしょう。

 事務担当者の業務

　血漿成分製剤と同様に血漿分画製剤は，DPC/PDPSの場合に手術時に用いられる高額注射薬として注意が必要です。手術時の使用か，病棟での使用か不明な場合には，必ず医師や看護師に確認してください。

　また，使用理由がよほど明白である場合を除き，レセプトに添付する症状詳記（病状説明）を医師に依頼し，必要とした理由の記載を依頼してください。特に，アルブミン製剤の場合は，輸注前後の血清アルブミン値（Alb値）を含めて説明するよう依頼してください。

106 第2章 患者さんの入院から退院，退院後までと診療報酬

2.3.18 ● 新たな問題が発生したとき

point

✔ 病名の追加や更新は適宜行う

　入院後，検査や治療が問題なく進み，無事退院となるのが，患者さんにとっても担当医にとっても幸せなことですが，残念ながら入院中に新たな問題が発生することも少なくありません。

　入院中に新たに発生した，または新たに発見された問題については，傷病名を診療開始日とともに，カルテの所定欄に記載（入力）します。また，入院後に新たに鑑別診断が必要になった場合も，その時点で疑い病名を記載（入力）します。

　DPC/PDPSでは，診療報酬請求上，病名管理は出来高払い以上に重要です。

【DPC/PDPSのレセプトで記載が必要な内容】
　・主傷病名
　・入院の契機となった傷病名（入院契機病名）
　・入院時併存傷病名（レセプトに記載するのは最大4つまで）
　・入院後発症傷病名（レセプトに記載するのは最大4つまで）
　・医療資源を最も多く投入した傷病名（医療資源病名）
　・医療資源を2番目に多く投入した傷病名
　・副傷病名

　カルテ上のすべての病名は，入院契機病名，入院時併存傷病名，入院後発症傷病名のいずれかに分類されます。また，診療報酬請求の点数を直接決定するのが「医療資源病名」と「副傷病名」であり，**最も重要なのは「医療資源病名」**です。これら以外は，「医療資源を2番目に多く投入した傷病名」を含め，診療報酬請求には直接影響しません。

　医療資源病名は，医学的な重要性などに関係なく，その入院で最も医療資源がかかった傷病名のことです。副傷病名は，DPCコーディングの際にそれぞれの医療資源病名に対してあらかじめ用意された選択肢の中に該当するものがあるかどうかを選ぶことになります。したがって，カルテ上に多くの傷病名があっても該当するものがなければ，「副傷病名なし」ということになります。

もっと詳しく

　主傷病名は，主治医が医学的に判断した主たる病名であって，他の要因に左右されるものではありません。

　なお，DPC/PDPSのレセプトで記載が必要な病名は，DPC対象病院に対して提出が求められるデータでも必要となります。機能評価係数Ⅱの中にある保険診療指数に影響します。

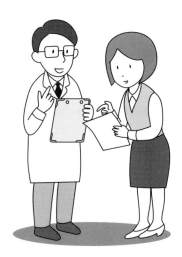

2.3.19 • 入院中のDPC変更と病名管理

● point

✔ 必要に応じてDPC変更について医師と請求事務担当者と協議する

　通常，入院契機病名を入院中に変えることはあまりありません。しかし，診断目的での検査入院や，緊急入院で確定診断が入院時についていない場合，当初の疑い病名や状態名については，最終的な確定診断の病名に変更しなければならないことがあります。また，入院時併存傷病名が入院後に変わることはありませんが，入院後発症病名は名前のとおり，入院時にはなかった傷病名ですから，発生した時点で速やかに医師が病名記載しなければなりません。

　多くの場合，入院契機病名が医療資源病名になります。しかし，治療内容や入院中の経過によっては，入院時併存傷病名や入院後発症傷病名に医療費が多くかかって，医療資源病名が入院契機病名ではなくなることがあります。医療資源病名が変更になると診療報酬の点数が大きく変わることになり，さらには副傷病名の有無によっても影響を受けます。

　入院期間が長い場合や入院中に転科する（内科から外科というように主たる担当科が変わる）場合には，傷病名が追加されるだけでなく，DPC/PDPSの場合，医療資源病名が変わる，すなわちDPCを変更することも少なくないということに気をつけてください。医療資源病名が変われば副傷病名の有無も変わります。最終的には退院時までに適切なDPCコーディングができればよいのですが，主治医と事務担当者との連携を密にとり，退院時の忙しいときにあわてることがないよう，なるべく変更が生じた時点で対処しましょう。

事務担当者の業務

　病名記載（入力）や管理は，本来，医師の業務です。しかし，診療報酬請求においても病名は非常に重要であり，事務担当者は医師の病名管理をサポートする必要があります。

①入院の途中からオーダーが増える場合

　入院の途中からオーダーが増える場合には，何か問題が起きています。つまり，多くの場合，追加病名が必要です。

　また，DPC/PDPSでは，薬価の高い医薬品の投与が始まったり，手術や処置が行われたりした場合には，医療資源病名が変わってDPCが変更になることも念頭において医師に確認する必要があります。

②長期入院となった場合

　長期入院では，追加病名だけではなく，不要となった疑い病名や急性病名の整理も必要になります。なお，長期入院で月が変わってからのDPC変更の場合，それまでの請求分を含めて診療報酬請求額を調整しなくてはなりません。

③転科の場合

　複数の診療科が併診として関与している場合，**事務担当者が主体的に診療報酬の発生源となっている診療科を把握して連携することが望まれます。**

　転科の場合には，転科前の担当医と転科後の担当医双方に患者さんの病名等を確認してください。比較的入院期間が長く，DPCの特定入院期間から外れて出来高になっている場合や，DPC/PDPSでも出来高部分が多い場合には，転科までの仮レセプトを作成して医師の確認を得るほうが結果的にトラブルは少なくなります。

管理者の視点

　同一科内での病名追加でも，診断群分類（DPC）が変わる可能性があり，医師と事務担当者の連携が重要です．うまく連携がとれていればトラブルもありませんが，連携がよくないと誤請求の原因となり，面倒な問題に発展する可能性があります．

　また，転科となる場合には，DPC/PDPSであるか否かにかかわらず医師と事務担当者の連携を図ることが重要です．複雑な構図になればなるほど請求漏れは多くなります．傷病名についても重複ならまだ損失は少ないですが，漏れてしまうと取り返しのつかない損失を生みますので適宜，確認するしくみを導入しなければなりません．

column 8 もの忘れ

「あの先生は毎回同じことを言うのよ。きっと前回私に言ったことを忘れてしまったのね。痴呆になりかけているんじゃないかしら」

他科の大先輩の名医と併診している患者さんからよく言われたことである。まだ認知症ということばが定着していない頃の話だが，その名医は現在も認知症ではないと思う。

「あの先生はいつも，『この前言ったかもしれないけど』と前置きするんだけどだいたい初めて聞くことなんだよね」

別の名医と併診している患者さんからよく言われたことである。今では自分も「前回言ったかもしれないですが」と言っている。多分本当に前回言っていると思うが，全く自信がない。自信があるときには「前回言ったと思いますが」と言えるのだが，最近はしばしば「言ったかもしれない」と言っているような気がする。

優秀な同期が，30歳を超えた頃から新しいことを覚えるのが苦手になったと言っていたが，自分は学生の時から暗記が不得意で苦労した。「もの覚え」と「もの忘れ」はちょっと違うのかもしれないが，一般に認知症の患者さんは，昔のことはよく覚えているが，最近のことは覚えていないというのは，結局新しいことは覚えられないということか。もの忘れが心配というそこそこ高齢の患者さんには，「忘れた認識があるうちはまだ大丈夫だけど，忘れたことを忘れてしまうと認知症だからね」と言っているが，すでに自分もだんだんもの忘れが心配になる心境がわかるようになってしまった！

生活習慣病の患者さんは，行動変容の必要性をきっと忘れてはいないのだが，生活習慣を変えられず，毎回担当医はそれを指摘しなければならない。きっと患者さんからは，また同じことを言っていると思われているに違いないが，確信犯で同じことを言うことも必要なのかもしれない。子供は同じことを何回も繰り返して物事を習得する。大人が同じように習得するか定かではないが，たまには功を奏することを期待したい。

112   第2章　患者さんの入院から退院，退院後までと診療報酬

2.3.20 ● 入院中の他科受診

○ point

✔ **入院中の患者さんでは外来受診の基本診療料は算定できない。DPC/PDPSの場合，他科の検査も包括される**

　入院中の患者さんが，入院目的とは別の理由で他の科を受診する場合，手続きとしては外来診察と同様になる場合でも，その診察料すなわち初診料や外来診療料（再診料）は入院基本料に含まれるため別途算定することはできません（歯科受診を除く）。他科で行われた検査や投薬，処置などの費用については出来高であれば算定できますが，DPC/PDPSでは包括範囲に含まれるものは算定できません。つまり，入院中に他科受診があった場合には，仮に患者さんが外来診察室に出向いたとしても，診療報酬請求のうえでは入院で一括され，1通のレセプトに全科の分を記載することになります。

　したがって，他科受診があった場合，その病名がレセプトから漏れないよう，医師と事務担当者とで十分に情報の共有を図ってください。

■ もっと詳しく

　同じ病院内で複数の診療科に通院する患者さんの場合には，ある診療科での入院中に別の診療科の外来受診予約があって，受診することがあります。たとえば，内科での糖尿病の教育入院中（DPC/PDPSに該当するとします）に，外科の手術後フォローアップの外来受診日が重なる場合，外科の外来診療料や検査，画像診断の費用はDPC/PDPSの包括となり算定できませんが，悪性腫瘍特異物質治療管理料などの包括対象外になるものは算定できます。

　現在多くの病院では入外一元化カルテですが，紙カルテで入院と外来を分けている医療機関の場合には，入院中の他科の記録はその入院のカルテと当該他科の外来カルテの両方に記載し，後で困らないようにしておきましょう。現実的には，入院カルテには受診したことのみを記録し，詳細は外来カルテ参照などと記録の所在を明確にしておくのが妥当と考えられます。

なお，院内に歯科が併設されている病院では，医科入院中に歯科受診した患者さんの歯科診療報酬は外来扱いで算定できます。これは，歯科の診療報酬点数表が医科とは独立したものだからです。同じ医療機関内に入院している場合であっても，歯科としてはほかの外来患者と同じ扱いになります。同様に歯科で入院中の患者さんが，内科や泌尿器科など医科の診療科を受診した場合には，医科分の診療報酬は外来扱いで算定できます。

事務担当者の業務

入院中の他科受診については，診療報酬請求上のトラブルが少なくありません。病棟配置の事務担当者でしたら，患者さんの動向をつかむことで他科受診で発生した病名や指示に不明なことがあった場合にも迅速に対応できますが，そうでない場合には煩雑な作業が増えてしまいます。

他科受診の有無は，病棟では必ず把握されていますので，主体的に情報をとるようにしてください。他科受診があった場合には少なくとも，傷病名だけは必ず確認するようにしましょう。医師の記載（入力）漏れなどの問題がある場合には，できるだけ速やかに医師に依頼するよう心がけてください。

管理者の視点

入院中の他科受診は，患者さんの診療上どうしても必要なことがあります。ただし，DPC/PDPSの場合はほぼ病院の無償サービスとなりますから，必要性と医療機関の運営とのバランスを検討することも病院管理上は重要といえます。

2.3.21 • 食止めのオーダー

○ point

✔ **食事療養費は1食単位で計算される**

　入院時の食事オーダーと同様に，検査や患者さんの状態の変化によって，食止めとなる場合のオーダーもミスがあってはいけません。

　お腹がすいているのに食べられない食事が配膳されるのは，患者さんにとって明らかに苦痛です。さらにその費用を請求してしまったら，患者さんが怒っても無理はないでしょう。

　食事療養費は1食単位で計算されますので，検査などであらかじめ食止めとすることがわかっている場合には，医師が早めに指示を出すことが重要です。

2.3.22 • 栄養指導や服薬指導のオーダー

o *point*

✔ 栄養士や薬剤師の協力が得られる病院では医師がしっかり
　オーダーを出す

　入院医療は医師と看護師のみによって行われるわけではありません。管理栄
養士による栄養指導，病棟薬剤師による服薬指導，各種療法士によるリハビリ
テーションなどを含め"One team"，すなわちチーム医療が行われています。
そして，患者さんの状況によっては，これらの職種の関わりが病棟医の関わり
よりも，治療で大きな役割を果たす場合もあります。

　たとえば，脳血管障害後のリハビリ［理学療法士（PT），作業療法士（OT），
言語療法士（ST）が活躍］や糖尿病患者さんに対する栄養指導（食事指導，管
理栄養士が活躍）はその療養に大きな影響を及ぼします。さらに，医師が患者
さんに対して処方した薬に関する情報が薬剤師によって詳しく説明されること
で，患者さんの服薬アドヒアランスが向上することが期待できます。

　したがって，医師以外の医療職の仕事についても診療報酬点数が設定されて
いますが，それらには必ず「医師の指示により」とか「医師の同意を得て」と
いう規定が入っています。つまり，医師以外の医療職が単独で行うのではなく，
担当医がその内容を承知していることが前提であり，医師には全体として療養
を統括する役割が求められています。

　さらに，入院基本料（ベッドフィー）の算定要件でも，入院する患者さんで
栄養管理が必要な場合，管理栄養士と医師が共同して入院時に栄養管理計画を
策定し，患者さんに説明し，文書を渡すこととされています（DPC対象病院で
も同様）。つまり，医師の関わりが不十分だと，入院基本料の算定要件すら満
たさないことになります。

116　第2章　患者さんの入院から退院，退院後までと診療報酬

👉もっと詳しく

入院中に行われる栄養指導

　入院中に行われる管理栄養士による栄養指導に対する診療報酬項目には，「集団栄養食事指導料」と「入院栄養食事指導料」の2つがあります。

　これらを算定する体制（施設基準）が整っている病院では，定期的に集団栄養食事指導を算定できる「教室」を開催し，そのうえで入院栄養食事指導料を算定できる個別の指導を行っています。

【集団栄養食事指導料，入院栄養食事指導料の算定対象となる患者さんの食事】

　　・「特別食加算」を算定できる特別食
　　・（高血圧患者さんに対する）塩分1日6g未満の減塩食
　　・小児食物アレルギー食　←入院栄養食事指導料のみ

　高血圧の患者さんに対する減塩食は，入院時食事療養費の特別食加算は算定できませんが，集団栄養食事指導料と入院栄養食事指導料を算定する対象にはなります。また，小児食物アレルギー食は，特別食加算は算定できませんが，入院栄養食事指導料を算定する対象にはなります（集団栄養食事指導料の算定対象にはなりません）。

　実施にあたっては，病棟医が対象となる患者さんでこれらの指導が必要と判断した場合に，集団の場合も個別の場合も，管理栄養士あてに指示オーダーを出すことになります（紙カルテの病院では栄養指導依頼箋が使われます）。チーム医療を充実させるためには管理栄養士が積極的に動き，病棟医も積極的に患者さんが指導を受けるように手配することが求められます。

入院中に行われる服薬指導

　薬剤師による服薬指導に対する診療報酬項目として「薬剤管理指導料」があり，外来，入院を問わず基本的に投薬が行われている患者さんすべてが対象となります（小児科や精神科の場合でも患者さんの家族に指導をすることで算定できます）。実際のところ，病棟薬剤師が積極的に動いている病院が多いので，医師から薬剤師に服薬指導を指示するというよりも，薬剤師から同意を求められるケースが多いものと思われます。

管理者の視点

　近年の診療報酬改定では，チーム医療の評価が重要な観点とされています。つまり，医師のオーダーに基づく管理栄養士，薬剤師らの指導業務と連携体制の整備状況そのものが評価されるようになっています。

　これらのチーム医療に関する診療報酬の点数設定は，もともと勤務している薬剤師や管理栄養士の業務量をさらに増やすというより，各医療機関が新規職員を雇用することを想定しています。すなわち，職員を増やした分，患者さんの指導件数が期待どおりに増加すれば，病院としては経営上もよい方向に向くという設定です。したがって，個々の担当医がこれらの職種とうまく連携を図り，患者さんの指導を行うことが重要であることはいうまでもありませんが，病院全体としては，マンパワーの確保をはじめとした体制を整備し，届け出ている診療報酬項目がきちんと算定できるようにすることが重要です。

2.3.23 • 外泊のルール

> ✔ 2泊以上の外泊があると病院の収益が落ちる

　検査入院や教育入院では，医師が患者さんに外泊を許可する場合があります。
　一般的には，1晩院外で過ごせば外泊といいますが，診療報酬上の「外泊日」の定義は，丸1日院内に戻らない日を指します。したがって，1泊2日に相当する外泊の場合には，診療報酬上の「外泊日」はありません。つまり，1泊2日の外泊は，してもしなくても入院費用は同じです。2泊3日の場合には，病院を出る日はそれまで院内におり，病院に戻る日は戻った後は院内にいるので，この前後の2日については「外泊日」ではありません。中1日だけが「外泊日」となります（図）。
　この「外泊日」の扱いは世間一般の感覚からずれているようにも思えますが，その由来は，入院基本料を泊数ではなく，日数で計算することにあります。つまり，入院した日も退院した日も同様に1日として計算します。外泊もこれと同様に計算しますので，1泊2日の外泊の場合，診療報酬上の「外泊日」はないのです。
　また，患者さんが外泊する際の注意点として，食事療養費は1食単位で計算するので，外泊の前後で食事を「いつまで出して，いつから再開するか」につ

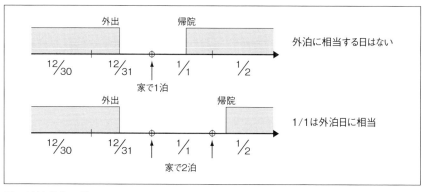

図　外泊のルール

いて，患者さんとの意思疎通をよく図ることが重要です。さらに，外泊は必要最低限として，できるだけ入院日数そのものを短くすることが患者さんにとっても医療機関にとっても望ましいといえます。診療報酬上，長期にわたる外泊は，病院の収益を落とすことになります。

👍 もっと詳しく

「外泊日」の診療報酬は，入院基本料の15％となります（ただし，精神科などでの治療のための外泊は30％となる場合があります）。

また，大学病院などの特定機能病院では，DPC/PDPSから外れた患者さんであっても，検査や画像診断の費用は1日あたりの包括制（基本的検体検査実施料，基本的エックス線実施料）になっていますが，「外泊日」は当然検査をしていないはずなので，この費用も算定できません。

管理者の視点

保険診療の講習会で外泊のルールの説明になると，医師の反応は毎回必ず「へえ，なるほど」となります。経営上かなり重要なポイントと思われますが，あまりオーダーを出す側の医師に知られていないようです。

平均在院日数の短縮が求められ，病床稼働率が100％に近い病院では外泊させる余裕は本来あまりないはずですので，実際に外泊させる場面は，ゴールデンウィークや年末年始といった病院の体制上の休日が続く場合と思われます。この場合，確かに空床にしておくよりは外泊のほうが経営上よいですが，救急受入体制も含めた病院全体のベッドコントロールを検討して，2泊以上の外泊を病院として認めるか否か，病院職員に方針を周知しておくとよいと思われます。

2.3.24 ● 長期入院

● point

✔ 長期入院は患者さんにとっても病院にとっても負担増

　患者さんにとって長期入院は苦痛であるばかりでなく，経済的な負担も大きくなります。そして，実際には病院経営にとっても負担になるのです。現在の診療報酬体系では，入院期間が長くなると基本料金である入院基本料の1日あたりの点数が低くなるからです。つまり，入院基本料の1日あたりの点数は，入院した日から1週間以内と1カ月超では，まさしく雲泥の差があります。

　さらにDPC/PDPSの場合，入院基本料だけでなく包括されているすべての診療報酬点数に影響が及ぶことになります。入院期間Ⅰに相当する入院初期は1日あたりの単価が高く，入院期間Ⅱ，Ⅲとなるにつれて単価が下がり，Ⅲの日数を超えるとそれ以降は出来高となります。入院期間Ⅰ～Ⅲの日数はDPCごとに決められていますが，入院期間Ⅲを超えた部分の入院基本料はすでに単価が安くなっています。入院期間Ⅱの最終日すなわち第Ⅱ日がそのDPCの全国での平均在院日数に設定されていますので，それを目標在院日数と考えると効率的です。

　臨床研修指定病院をはじめ，急性期医療を担う病院には平均在院日数を短縮することが求められています。基本的には，各担当医が常に入院期間の短縮に努めなければなりません。以前に比べると特定機能病院など重症患者さんが多く入院する病院でも平均在院日数はかなり短くなっていますが，診療科によっては入院期間の短縮が困難な科もあり，病院全体での調整が必要です。

　診療科によって差はありますが，基本的な入院期間を10日程度にできることが理想です。クリニカルパスの適用は，多くの病院で平均在院日数の短縮に効果を発揮しています。研修医や若手の医師は，何事も指導医の指示を待っているのではなく，むしろ積極的に指導医に意見を述べるような姿勢が求められます。

👉 もっと詳しく

　平均在院日数はその名のとおり，その病院の全患者（一部除外規定があります）の入院日数の平均がどのくらいかという数値です。この平均在院日数が一定の日数以内でないと，病院全体で単価の高い入院基本料を算定できないようになっています。

　近年の診療報酬改定では，長期入院になりそうなリスクを持つ患者さんについて入院前に情報収集し，入院時から対策を講ずることによって入院期間を短縮させる取り組みに対して入院基本料の加算点数（入退院支援加算など）を設定しています。効率的な入院医療に対して診療報酬の面でも優遇しているわけです。

 管理者の視点

　病院経営上の理想は，「在院日数が短く，病床稼働率が高い」，すなわち高回転で病床が稼働する状況にほかなりません。しかし，すべての診療科でそれを実現するのは無理ですので，病院全体での調整が不可欠といえます。

　さらに，高回転で稼働させるためには，病棟スタッフがそれに対応できる状況でなければなりませんが，単純に現場にムチ打っても疲弊するだけというのも実情です。まずは「どこに余力があって，改善できる余地はどこにあるのか」という客観的なデータが重要であり，事務部門で用意できる稼働率や稼働額，経費などのデータとともに，現場に管理者が出向き，実際の状況を見て回り，直接，現場の医療従事者と情報交換をするといった，机上の空論にならない方策を立てることが重要です。

　確かに多くの場合，現場には不満も少なくないはずです。しかし，その中に具体的な改善策がすでに見いだされていながら実現していないことがあります。これを事務サイドや管理側からもバックアップして実現できれば，病院全体としてもメリットは大きいはずです。つまり，院内コミュニケーションがあらゆる面で重要であり，立場を問わず情報交換できる環境を目指すことが望まれます。

122　第2章　患者さんの入院から退院，退院後までと診療報酬

2.4

退院時のポイント

2.4.1 ● 退院時のオーダー

○ point

✔ 退院後必要なことを考える

　退院時には，医師は，患者さんにとって退院後必要なことを考えてオーダーをすることになります。たとえば，退院時処方，外来受診予定日の予約，他院でフォローされる場合には診療情報提供書（紹介状）などが，個々の患者さんの状況によって必要になります（**表**）。

　また，退院時刻によって昼食を出すのかどうかも，患者さんとよく意思疎通を図り，医師，コメディカル，事務担当者で情報共有しましょう。

　患者さんが一部負担金を支払わなければならないことは「保険医療機関から療養の給付を受ける者」の義務として健康保険法に定められており，併せて，医療機関に対して，必ず決められた割合で患者さんから徴収する義務も健康保険法によって定められています。

　したがって，入院患者さんであれば，退院時に治療にかかった入院医療費の総額のうち決められた割合を徴収しなければなりません（長期入院の場合は，入院中の清算日に徴収します）。

表　退院時のポイント

- ・退院時処方（次回外来日まで足りる日数を処方する。会計の締め切りに間に合うように）
- ・診療情報提供書〔転院または他院の外来でフォローされる患者さんで必要。退院サマリーを添付する（加算点数あり）〕
- ・インスリン自己注射や在宅酸素療法の指示〔在宅療養を必要とする患者さんで必要。書類の準備が遅れないように（点数が高い）〕
- ・病名入力の確認
- ・退院サマリー（原則的には1人でも出さないと病院は大損）

なお，公費負担医療制度はその根拠となる法令によって給付範囲等が異なります（詳細は本書では割愛します）。

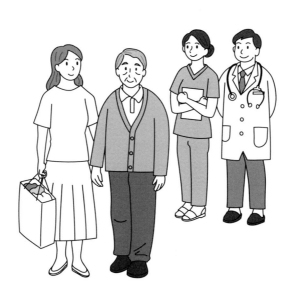

124　第2章　患者さんの入院から退院，退院後までと診療報酬

2.4.2 • 診療情報提供書

◉ point

✔ 紹介先の記入が必要

　退院後に他の医療機関でフォローアップされる場合や，転院する場合に，医師は入院の病歴要約（退院サマリー）とともに診療情報提供書（**図**）を作成することになり，これによって事務担当者は診療情報提供料（Ⅰ）を算定することになります。このとき，もともと他院から紹介された患者さんで，紹介元に戻す（逆紹介する）場合，入院時に借りた画像などがあれば，それらも忘れずに返すことになります。

　ここで気をつけたいのは，**診療情報提供書は原則として先方の医療機関が決まっていることが条件**です。「担当医療機関御中」などという宛て名では診療情報提供料を算定することができません。

　診療情報提供料（Ⅰ）は所定点数250点ですが，診療情報提供書1枚，つまり紙1枚の情報でこの点数設定はかなり高いです。それだけの診療報酬が設定されている裏には，紹介先の医療機関とよく情報交換し，連携することにより患者さんが不利益を被らないように努め，その証として診療情報提供書を作成するという，すべてのプロセスの対価として点数設定された経緯があります。つまり，宛て先不明の診療情報提供書では当然このような主旨を反映する可能性がない（紹介先の医療機関と連携していない）ので，診療報酬の支払いには値しません。

　また，退院時の診療情報提供料（Ⅰ）には加算点数があり，「退院後の治療計画，検査結果，画像診断に係る画像情報その他の必要な情報を添付して紹介を行った場合」，200点の加算がついて450点になります。退院時の診療情報提供書に求められる内容には，入院中に行った主な検査や画像診断などの結果も含まれ，必要に応じて画像情報を入れたCD（あるいは画像フィルム等）も添付します。少なくとも，**病歴要約（退院サマリー）は添付しなければなりません**。

　作成した診療情報提供書のPDF（コピー）は診療情報提供料の算定根拠として，必ずカルテに添付しておかなければなりません。また，退院時の加算を

2.4 退院時のポイント 125

（紹介先医療機関名）
じほう会 猿楽町クリニック 病院

担当医　　　　　科　　○川○子　先生

令和 7 年 2 月 26 日

（紹介元医療機関の所在地及び名称）　〒113-○○○○　東京都文京区○-○-○
（電話番号）　　　　　　　○○大学病院 呼吸器内科
03（3233）－－－－

医師氏名　○山 ○夫　㊞

患者氏名	○田 ○男		性 別	男 ・ 女
患者住所 電話番号	千代田区神田猿楽町○○○○ 電話 03（3233）○○○○ 番			
生年月日	明・大・昭・平・令 33 年 8 月 11 日（66歳）		職 業	

（傷病名）　#1　肺炎（右大葉性肺炎）　　#2　高血圧症

（紹介目的）
貴院より，令和7.2.10紹介いただきました患者さんです。
上記につき継続療養お願いいたします。

（既往歴及び家族歴）　**20才　虫垂炎手術**
45才～高血圧症　　（貴院からの情報のとおり）

（症状経過及び検査結果）お世話になります。
R7.2.10貴院より#1の診断にて紹介いただき，即日当科入院としました。
胸部CT上，右肺上葉全域にわたる大葉性肺炎でした。

（治療経過）CTM 2g/day DIVを開始し，順調に改善。
全身状態が良いため，本日（2月26日）退院としました。
下記の退院処方にて，外来follow upでよろしいかと存じます。
#2に関しては入院中SBP 130 mmHg前後で安定しておりました。
今後ともよろしくお願いいたします。尚，入院要約（別紙）添付いたします。

（現在の処方）（退院時処方）セフカペンピボキシル塩酸塩水和物 1回300mg 1日3回　毎食後 5日分
ロキソプロフェンナトリウム水和物 1回60mg 1日3回　毎食後 5日分
レバミピド 1回100mg 1日3回　毎食後 5日分
アムロジピンベシル酸塩　1回5mg 1日1回　朝食後 5日分

（備考）　**入院要約と検査結果の写しを添付します。**

図　診療情報提供書の例

126　第2章　患者さんの入院から退院，退院後までと診療報酬

算定する場合には，退院サマリーを含めてどのような書類を添付したかがわかるようにカルテに明記してください。

　退院後も在宅療養を必要とする患者さんの場合には，より医療連携を強化して患者さんの入院中から退院後にお世話になる診療所や病院の担当医や看護師と共同で病気療養に必要な説明や指導を行った場合等に，退院時共同指導料2を算定します（訪問看護やリハビリなども必要で，それぞれの担当者も共同して指導を行う場合には，さらに加算点数があります）。ただし，退院時共同指導料の算定要件には「患者の同意を得て」とありますので，押し売りでは算定できません。

👆もっと詳しく

　退院時共同指導料2の算定要件は，「入院中の保険医療機関の保険医又は看護師等が，入院中の患者に対して，患者の同意を得て，退院後の在宅での療養上必要な説明及び指導を，地域において当該患者の退院後の在宅療養を担う保険医療機関の保険医若しくは当該保険医の指示を受けた看護師等又は当該患者の退院後の在宅療養を担う保険医療機関の保険医の指示を受けた訪問看護ステーションの看護師等（准看護師を除く。）と共同して行った上で，文書により情報提供した場合に，当該患者が入院している保険医療機関において，当該入院中1回に限り算定する。ただし，別に厚生労働大臣が定める疾病等の患者については，当該入院中2回に限り算定できる」と定められています。

　なお，退院時共同指導料1は退院後の患者さんの在宅療養を担当する側が算定するものです。

　患者さんがセカンドオピニオンを求める場合に，セカンドオピニオンを提供する医師宛てに作成する診療情報提供書については，診療情報提供料Ⅱが算定できます（500点）。実際にこれを作成するのは退院時ではなく入院中と思いますが，必要時には診療情報提供書の作成とともにカルテに患者さん，あるいは患者さんの家族からセカンドオピニオンの希望があったことを記載しておきます。

管理者の視点

　病診連携で紹介された患者さんが退院する際の診療情報提供書は，病院経営上も重要な意味を持ちます。逆紹介の診療情報提供書の記載が間違っていたり，不十分だったりすると，紹介元の医療機関としては，今後その病院に患者さんを紹介するのはやめようという気になってもしかたありません。

　すなわち，院内の外来へのつなぎ以上に，院外への対応には注意を払う指導が望まれます。実際の医療現場では，従来行われてきた医療連携ですが，近年では医療機能の分化と連携が政策的にも重要となり，診療報酬上も評価されるようになりました。病棟配置の事務担当者に，添付すべき画像データや退院時要約がそろっているか，診療報酬算定の手続きも含めてチェックを依頼するのも一案と思われます。

128　第2章　患者さんの入院から退院，退院後までと診療報酬

2.4.3 ● 退院時処方

point

✔ 退院時処方は退院前日までに医師のオーダーを済ませる。
転院の場合には，退院時処方の診療報酬は算定できない
ので注意

　退院後も継続して服用する内服薬や外用薬は，退院が決まった時点でなるべ
く早く医師がオーダーしておくことが必要です。また，次回の外来受診日まで
の薬が足りないということはあってはならない事態です。病棟医と外来担当医
が調整し，次回の外来受診日を確定したうえで，退院時の処方日数を決めるこ
とになります。

　DPC対象の患者さんについても，入院中の投薬は一部の例外を除き包括の
範囲内ですが，**退院時処方は包括範囲外であり薬剤料が出来高算定できます。**

　また，退院当日の追加処方にも十分注意をしなければなりません。請求漏れ
の原因となったり，会計処理のやり直しで余計な時間がかかったりする原因に
なりますので，極力避けるようにするべきです。一方で，退院当日になってか
ら鎮痛薬を追加して出してほしいなどといった要望を出す患者さんもいますが，
入院中によく患者さんとコミュニケーションをとることで，なるべく前日まで
に退院時処方を決めるよう努めることが重要です。

　また退院時処方では，投与できる日数に制限がある医薬品（新医薬品，麻
薬，向精神薬など）があることにも注意が必要です。

　なお，**他の医療機関に転院する患者さんへの退院処方は診療報酬算定できま
せん。**入院中の投薬は自院で行い診療報酬請求することが原則ですので，転院
後の投薬は転院先の医療機関が責任をもって処方していただかなければなりま
せん。転院先で，現在投与中の薬剤が継続できるよう必要に応じて依頼しま
しょう。入院中の定期処方の残薬や，転院先の医療機関ですぐに準備が間に合
わないなどの理由で薬剤を転院時に持たせることがあるかもしれませんが，そ
の分の薬剤の費用は病院が負担することになりますので，注意が必要です。

事務担当者の業務

　退院時処方は，事務担当者の悩みのタネですが，変更や追加があった場合でも会計作業はできる限り迅速に対応しなければなりません。特に入院中にDPC対象であった患者さんについては，出来高での算定漏れがないよう気をつけてください。

　また，退院時処方とともに，入院中に処方されていた薬で退院時に患者さんが持ち帰るものについても，診療報酬請求上は退院時処方となることにも十分注意してください。

 管理者の視点

　診療報酬請求において，退院時処方に関するトラブルは少なくありません。

　特に病棟での担当医と外来での担当医が異なる臨床研修指定病院では，病棟と外来のつなぎに失敗するとその後の外来診療に大きく影響が出てしまいます（これを外来担当医は身をもって知っています）。

　また，退院時に他の患者さんのことで忙しい場合には，余裕がないため，中途半端な仕事がトラブルを生むことになります。冷静になって患者さんの視点で考えれば，退院後の外来予約やそれまでの薬の処方などが重要であることに気づくので，これらのオーダーを余裕をもって出すよう病棟医の指導をすることが重要です。

　また，退院直前になって指導医から研修医に指示が出るなど，研修医と指導医のコミュニケーションが悪いことで状況を混乱させることもあります。事務部門との連携も含めて退院時にいかに周囲との調整が重要であるか，何より患者さんとのコミュニケーションが重要であるかを体得させることが臨床研修で外せないポイントです。ただし，連携は研修医のみに課されるものではなく，患者さんのためを考えれば，看護師，薬剤師，事務担当者らも問題に気づけばそれぞれが主体的に連絡をとるべきですから，未熟な研修医とその指導医を一方的に悪者にすべきではないと思います。

130 第2章 患者さんの入院から退院，退院後までと診療報酬

2.4.4 • 在宅療養に関する機器等と書類

○ point

✔ **インスリン自己注射や在宅酸素療法のオーダーは早めに**

　退院時処方とともに，退院後に使用する在宅療養の医療機器，消耗品のオーダーもできる限り早めにすることが重要です。

　代表的なものは，糖尿病でインスリンの自己注射を行っている患者さんの血糖自己測定関連の道具や，在宅自己注射製剤や注射器，血糖自己測定関連の道具や，在宅酸素療法（HOT）を行う患者さんの必要材料です。このほか，在宅中心静脈栄養や在宅自己導尿を行う患者さんでも，在宅で使用する医薬品や特定保険医療材料の診療報酬が設定されています。

　在宅療養に関する費用は，通常，外来診療で算定するものですが，入院患者さんについても退院時にのみ算定することができます。また，これらの在宅療養に関する診療報酬は，退院時処方と同様に，DPC/PDPSでも出来高で算定します。

　在宅療養の診療報酬は比較的高額です。たとえば，糖尿病の患者さんの在宅自己注射指導管理料は，自己血糖測定の医療材料の費用を含めると1,500点以上，慢性呼吸不全の患者さんの在宅酸素療法指導管理料は酸素ボンベや酸素濃縮装置に対する加算を含めると5,000点以上とかなり高点数です。これらのコスト漏れは病院に大きなダメージを与えることになるので注意が必要です。

2.4.5 • 病名の確認，疑い病名のままの退院

● *point*

✔ 退院時に必ず傷病名欄を確認し，病名を整理する

　病名については入院時，入院中と同様，**退院時にもよく確認したうえで病名整理をすることが必要**です。特にDPC対象病院では，DPCコーディングに関連する病名確認が重要です。医師とコメディカル，それから事務担当者がコミュニケーションを密にとり，DPC/PDPSの医療資源病名や副傷病名について確認依頼があった場合には，真摯に対応することが重要です。また，注意すべき点として，DPC/PDPSでも退院時処方の薬剤料は出来高払いですから，処方されている医薬品に対応する傷病名を確認し，必要に応じてカルテの傷病名欄に記載（入力）しなければなりません。さらに，在院日数が長くなってDPCの入院期間Ⅲを超えている（特定入院期間超え）患者さんではそこから先は出来高払いになっています。特定入院期間を過ぎた日から突然，病名が増えるのはどうみても不自然です。必要な傷病名については，実際の診療開始日とともに記載（入力）します。

【退院時のカルテチェックのポイント】

①一連の入院中に確定した病名，つまり検査や治療の対象となったものの開始日を確認。

②疾病の存在を疑って検査した際につけた疑い病名が，検査の結果，存在しなかったものは転帰欄に「中止」と記入されていて，さらに決着がついた日付も記入されていることを確認。

③疑い病名が，検査の結果，実際にあったもの（確定したもの）については，「疑い」として開始日を記入していたものが「中止」とされていて，代わりに確定した日を開始日として，別の行に傷病名が記載してあることを確認。

④急性病名について，入院中に治癒したものは転帰欄に「治癒」と，さらに治癒したと考えられる日付が記入してあることを確認。

⑤死亡退院の場合に，すべての傷病の転帰欄に「死亡」と記入され，さらに死亡年月日が記入されていることを確認。

不本意にも疑い病名が疑ったままになることも当然ありえますし，急性病名

132 第2章 患者さんの入院から退院，退院後までと診療報酬

も引き続き外来で継続治療になる場合があります。つまり，よく検討した結果，疑い病名や急性病名が退院時に転帰のないまま残ることはしかたがありませんが，それらがあまりに大量にあれば担当医や病院の質を問われることになります。

事務担当者の業務

　入院患者さんの病名確認において最も重要なタイミングが退院時です。

　レセプトは原則的には退院時の情報をもとに作られますから，退院時まで不適切なままであれば診療報酬請求が正しく行えません。特にDPC/PDPSでは必要となる傷病名に細心の注意が必要です。

　医療資源病名や副傷病名が重要であることはいうまでもありませんが，レセプト作成を考えると，入院時併存傷病名や入院後発症傷病名についても漏らさず確認することが必要です。DPC/PDPSのレセプトでは，入院時併存傷病名や入院後発症傷病名が4つずつ記載されます。それぞれについて5つ以上の傷病名がある場合でも記載されるのは4つまでです。これらに該当する傷病名についてはあらかじめ優先順位の高いものから4つずつピックアップしておくとよいでしょう。また，DPCに関する登録画面で記載している傷病名とカルテ上の傷病名に齟齬がないことを確認してください。

　さらに，退院時処方の薬剤料は出来高算定です。DPC/PDPSのレセプトで，入院時併存傷病名や入院後発症傷病名の傷病名欄が空いていながら投薬に対する病名漏れがあれば，査定減額の対象となります。また，疑い病名に対する投薬は認められませんので，これらの傷病名が入院時あるいは入院中に記載された疑い病名の場合には，退院処方との整合性を必ず確認してください。さらに，入院期間Ⅲを超えて出来高払いになる患者さんもいますので，DPC/PDPSであろうがなかろうが，必要な傷病名は常に病棟医に記載（入力）してもらう取り組みが重要です。

管理者の視点

　退院時の病名管理は非常に重要です。病棟医にとって患者さんの退院時は何かと忙しいものですが，少なくとも病名管理は徹底的に行うよう指導することが重要です。

　診療報酬請求システム（レセコン）の傷病名が電子カルテと連動していない（あるいはさせていない）場合には，カルテとレセプトの病名に齟齬が生じることがあります。つまり，カルテ上で明らかに入力漏れの病名があった場合に，レセプトだけに病名追加が行われた結果生ずる齟齬です。これらの多くは現場の医師も請求事務担当者も多忙で目の前の業務に追われ，連携させるところまで手が回らないことが原因です。しかし，本来は合致していなければならないものです。理想論をいえば，医師の病名入力が完璧であるのがよいのですが，多くの場合請求事務担当者のサポートが必要です。患者さんの退院時には一部負担金を徴収するので，その時点でレセプトはできているはずですから。その時点で病名のすり合わせができるのであれば，後で齟齬に悩まずに済むことになります。

134　第2章　患者さんの入院から退院，退院後までと診療報酬

2.4.6 ● DPCで必要となる提出データ

○ point

✔ 診療報酬請求とは別に，必要となる提出データの記載と確認を行う

　DPC対象病院では，診療報酬請求だけでなく，患者さんに関する情報（匿名化したもの）や医療機関に関する情報をまとめて厚生労働省に提出することが義務づけられています。

　これらの提出データの作成は，多くの病院では診療情報管理士の資格を持つ事務担当者らが専門で行っています。しかし，提出データの量は年々増え，医師や看護師らによる患者さんの状態評価なども含まれるようになっています。情報をまとめて提出する作業は事務担当者が行うにしても，そのもととなるデータの作成には病棟医や看護師の協力が必要です。

　この提出データは，次回以降の診療報酬改定時にそれぞれのDPC点数の設定や入院期間の設定に用いられます。いいかえれば，現在の設定は，過去の提出データによって決定されたものです。したがって，提出データに問題があると，全国のDPC対象病院が将来影響を受けることになりますので，正確性を担保しなければなりません。

　患者さんの状態に関する情報で，医師や看護師でなければ判断がつかない部分は，それぞれ医師や看護師が記載（入力）するようにしてください。

■👉もっと詳しく

　DPC対象病院は，**表**のように多くのDPC調査提出データを出さなければなりません。これらのデータのうち，様式3とKファイル以外は診療内容や診療報酬であり，カルテや診療報酬明細書すなわちレセプトの情報をもとに作成されます。データの提出は患者の退院後になりますが，その内容は入院中に取得されなければ作成できません。また，提出データの対象となるのは，様式によって異なるものの結果的にDPC対象患者だけでなく全患者になります。様式1には傷病名や入退院情報，手術情報などが含まれます。Hファイルは，入院料の施設基準となる重症度・医療・看護必要度の評価票のデータ

表　提出データの概要

提出する様式名称	内容		
様式1	患者別匿名化情報	患者属性や病態等の情報（医科保険診療分）	
様式4		医科保険診療以外の診療情報	
Hファイル		日ごとの患者情報	
入院EF統合ファイル		診療報酬請求情報	入院診療患者の医科点数表に基づく出来高情報
外来EF統合ファイル			外来診療患者の医科点数表に基づく出来高情報
Dファイル			包括レセプト情報
様式3	施設情報（病床数，入院基本料，算定状況等）		
Kファイル	3情報（生年月日，カナ氏名，性別）をもとに生成した共通IDに関する情報		

が該当します。この評価票の内容は手術の情報とともに病棟医や病棟看護師が日々作成する情報です。特に患者に実施した処置の記録をカルテ上にしっかり残し，評価票に反映させないと，重症度・医療・看護必要度のスコアが不適切になるだけでなく，Hファイルの内容も不適切になりますので注意が必要です。EFファイルではDPC/PDPSの包括部分を含め，すべて出来高のレセプト情報を提出します。したがって，病棟で行った処置等DPC/PDPSでは包括範囲になる部分の記録が漏れていると診療報酬請求自体には影響しないものの，本来あるべきデータが含まれない不適切なデータを提出することになってしまいますので注意が必要です。

2.4.7 ● 退院サマリー

●point

✔ 退院サマリー（退院時要約）は診療報酬の評価項目なので，出していない医師が1人いるだけで病院全体の収益にかかわる

　転院や，紹介元へ逆紹介する患者さんの場合には，退院時に暫定版であっても退院サマリー（退院時要約），すなわち入院中の病歴要約を添付するべきです。また，自院外来に通院する患者さんであっても，どんなに遅くても次回の外来受診時までには退院サマリーが必要です。そうでないと，患者さんのその後の診療に支障を来す可能性があります。

　また，どんなに優秀な病棟医であっても，日々の診療に追われるまま時間が経てば，個々の患者さんに関する情報で忘れてしまうものが出てくるでしょうし，その結果，退院サマリーの作成そのものに余計に時間がかかることでしょう。できるだけ，病歴要約を入院中から退院に向けて作成しておけば，問題点の積み残しや検査結果の見忘れといった，後で困るような診療上の失敗を未然に防ぐことにもつながります。電子カルテであれば，あらかじめ退院サマリーを見据えて，患者さんの入院時に入院時要約をカルテ上に作成しておき，後にコピーアンドペーストしてもよいでしょう。入院期間が長い患者さんの場合には，毎週末に中間サマリーを作成することも有効です。

　診療報酬でも，病院がカルテをしっかりと管理していることを評価する目的で，入院基本料に対する加算として「診療録管理体制加算」という項目が設けられています。これはすべての入院患者さんの入院初日に加算することになる点数で，病院が施設基準を満たしていると届け出ることで算定できるものです（DPC対象病院では，この加算に相当する係数が規定されている）。その施設基準の中に，「入院患者について疾病統計及び退院時要約が作成されていること」があります。疾病統計の作成は病棟医の業務ではありませんが，退院サマリーの作成は明らかに病棟医の業務です。その病院の医師のうち誰か1人がこれを忘れると，制度上は全患者についてこの加算を算定できなくなります。500床の病院であれば年間1万件の入院があることになりますから，最大で

1,000万円程度の損失になります。

　また，この加算の施設基準の中には，「診療記録の全てが保管及び管理されていること」という記載もあります。電子カルテでペーパーレスが達成されている病院ではありえないことですが，要は「カルテを紛失した」ということは許されないということです。また，カルテは医療法にも保存義務が記されており，カルテの紛失は医療機関としてあってはならないことなのです。

管理者の視点

　退院サマリーは，病棟医にも外来主治医にも病院にも重要です。研修医のうちから，すぐに退院時要約を作成する医師と，ため込んでしまう医師が存在するのは昔も今も同じで，指導医や外来主治医，病歴管理部門の担当者が催促する相手もほぼ決まっています。

　多くの場合，退院サマリーをためてしまう医師は他の書類もためてしまう傾向があります。研修医の初期の段階で，仕事上の書類作成は期限を守り，他人に迷惑をかけないことを指導することが重要です。場合によっては，その医師の人生をも左右することかもしれません。研修医もいつか指導医の立場になるわけで，そのときに自信をもって後輩の指導にあたることができるように，必要な助言や指導は控えるべきではないと思われます。

138　第2章　患者さんの入院から退院，退院後までと診療報酬

2.5

退院後：診療報酬請求のポイント

2.5.1 ● レセプトチェックの目的

○ point

✔ レセプトの不備による査定減額を防止する

　保険診療の診療報酬は，患者さんからの一部負担金および公費負担を除いて，審査支払機関を通じて保険者（健康保険組合，国民健康保険等）に請求します。この保険請求のために審査支払機関[*1]に診療報酬請求書，そしてレセプト（診療報酬明細書）を提出します。

> ＊1：被用者保険〔健康保険，船員保険等〕の被保険者の場合には社会保険診療報酬支払基金（略称：支払基金），国民健康保険ならびに後期高齢者医療制度の被保険者の場合には国民健康保険団体連合会（略称：国保連）。

　審査支払機関に提出されたレセプトは，審査委員会[*2]でその内容を保険診療のルールに照らし合わせて精査されることになり，問題がなければ請求どおり医療機関に診療報酬が支払われます。しかし，内容に明らかな問題がある場合には，査定減額したうえで減額した金額と理由を通知し，減額した診療報酬で支払われます。つまり，問題があるレセプトを提出し減額査定された場合には，医療機関は，請求額どおりに収入が得られないことになります。

　したがって，レセプトは事務担当者が作成するものですが，提出前にはそれが適正であるかどうかを事務担当者だけでなく，医師も必ず確認してください。

> ＊2：支払基金では社会保険診療報酬支払基金法の定めに従って，各都道府県に支部を置き，それぞれの支部に審査を行うための社会保険診療報酬請求書審査委員会（略称：審査委員会，審査会）を，各都道府県の国保連は国民健康保険法の定めに従って国保診療報酬審査委員会（略称：審査委員会，審査会）を設置します。そして，保険者，診療担当者，学識経験者の3者の代表からなるこの審査委員会が，健康保険法，国民健康保険法，高齢者の医療の確保に関する法律でいずれも同様に定めるところにより，それぞれの診療報酬請

求の適否を判断します。

　レセプトの内容で，著しい不正，不当の事実があった場合，審査会は，地方社会保険医療協議会に通報し，保険医療機関の指定取り消しや保険医の登録取り消しが検討されることにもなります。さらに，審査会には，診療担当者の出頭やカルテその他の帳簿書類の提出を求める権限があります。

140　第2章　患者さんの入院から退院，退院後までと診療報酬

2.5.2 ● レセプトの傷病名と請求内容の確認

point

✔ 大きな請求漏れがないか確認する。減額査定されてから
取り戻すことは極めて困難

　レセプトは，診療にかかった費用の内訳がこと細かに記載してあるので，かなり特殊な印象を受けるかもしれませんが，しくみとしては大きな買い物をしたときの明細書と何ら変わりません。

【入院レセプトの注意点】

・1回の入院ごとに患者さん1人について1通ずつ作成
・暦月ごと（カレンダーの月ごと）に作成する必要があるため，月をまたぐ場合には，月末までで1通，月初から1通と分ける（長期入院の場合には月ごとに作成）
・DPCで入院期間Ⅲ（特定入院期間）を超えて出来高払いとなる場合，同じ月の中でもDPC/PDPSの期間と出来高期間がある場合には，DPC/PDPSのレセプトと出来高のレセプトの2通を作成し，表紙をつけて1つにまとめる

　レセプトの審査は，保険診療のルールに基づいて行われます。実際には，傷病名に対して請求された診療報酬の内容が，ルール上適正かどうかがポイントです。つまり，傷病名と請求内容が合わなければ査定（減額査定）されます。実態として適正な診療が行われても，カルテおよびレセプトに診療が必要となった傷病名が記載されておらず，単に検査や投薬，注射，処置，手術などのコストのみがレセプトに記載されている場合には，明らかに書類不備であり，査定されても文句はいえません。そのため，従来レセプトのチェックといえば，行った検査や使った医薬品について，適応傷病名の記載漏れをなくすことが重要とされています。

　このレセプトチェック時の作業は，先に医薬品が使われて後に病名がつけられるという不自然なことが行われています。実際のプロセスは，先に診断すなわち病名がついて，それに対する治療として薬が使われたはずです。この不自

2.5 退院後：診療報酬請求のポイント 141

然な作業が必要となってしまうのは，多くの場合，医師が診療時にカルテの傷病名欄に病名記載（入力）をしなかった（し忘れてしまった）ことが原因です。これが常に適正に行われていれば，レセプトチェック時に新たに傷病名を追加しなくても済むはずです。残念ながら結果的に追加が必要になってしまった場合には，レセプトだけに追加するのではなく，同時にその請求根拠である**カルテの傷病名欄にも同じように病名記載（入力）しておかなければなりません。**

レセプトだけに追加すると，その行為が制度上不適切なだけでなく，慢性疾患のように継続する病名ではその後に反映されないために，さらに不都合が生じます。すなわち，翌月以降のレセプトや外来のレセプトにはその傷病名が反映されず，後々まで病名漏れを引きずる原因になります。

また，傷病名とともに，手術や高点数の検査を行った患者さんのレセプトでは，それらに対応する請求内容が適切であるかどうかをしっかり確認する必要があります。レセプト作成は請求事務担当者の業務ですが，常に完璧ということはありません。問題点や疑問点を投げかけられたら真摯に対応しましょう。

そして，**提出前のレセプトについて最終確認の責任は保険医である担当医にある**ことになっています。つまり，保険医療機関で働く保険医にとって，レセプトのチェックは診療報酬を得るための重要な責務です（これをないがしろにする医師に給料をもらう資格はありません）。

勤務医が自らレセプトを作成できるようになる必要はなく，その時間があれば疾患についての知識や医療技術の向上に努めるべきですが，保険医である限り，作成されたレセプトのチェックはしなければなりません。

👉もっと詳しく

通常，レセプトは審査支払機関や保険者側からの要求ではない限り，審査が行われた後に査定部分に対して修正することは認められません。特に，病名漏れや単なる記載漏れによって生じた査定された診療報酬は後から取り戻すことはできません。ちょっとしたミスが大きな問題に発展するのは，日常診療と同じです。また，近年の社会保障費の増加を抑制する政策の中で，診療報酬の適正化として審査支払機関にはレセプト審査の厳格化が求められています。医療機関としては，行った医療を適切に評価してもらうために，レセプトに病名漏れや請求漏れがないよう，審査支払機関への提出前に念入りに確認作業をしなければなりません。

142　第2章　患者さんの入院から退院，退院後までと診療報酬

2.5.3 ● レセプト記載内容の確認

●point

✔ 主病名（傷病名）と合併症（副傷病名）が間違いないか
確認する。出来高部分に算定漏れがないか確認する

　出来高のレセプトをチェックできれば，DPC/PDPSのレセプトもほぼチェックできます。まず出来高のレセプトの概要（**図1**）と，病棟医が通常求められない「摘要欄」のチェックの要点を概説したうえで，DPC/PDPSのレセプト（**図2**）について解説します。

①入力ミスのチェック

　病院のレセプトは，レセプトコンピュータ（レセコン）で作成されますので，算定項目（医療行為や薬，材料など）と数量さえ合っていれば，点数の間違いや計算間違いはまずありえません。項目についてもオーダリングや電子カルテとレセコンが直結していれば，病棟で医師等が入力したとおりのレセプトができます。つまり，診療＝カルテ＝レセプトという理想的な姿ができあがることになります。しかし，実際にはさまざまな問題があって，これを完全に実現している医療機関はほとんどなく，事務担当者による手入力に依存しているのが実情です。請求漏れや誤請求の多くはこの入力段階で生じます。

　また，保険診療のルールから逸脱した診療があれば，当然，請求も不適切になります。病棟と請求事務部門の連携不備をはじめ，さまざまな問題により請求上のミスが生じるわけですが，最終的にできあがったレセプトを医師と事務担当者がチェックし，これらのミスを修正しなければなりません。

②摘要欄

　出来高でもDPCでも，レセプトの最初には患者さんの情報（氏名，生年月日など），保険の情報，医療機関の情報があって，傷病名欄，各項目の点数と続き，その後に請求内容の詳細を記載する「摘要欄」（空白の自由記述部分）があります。

　そして，摘要欄の左には2桁の番号がついていますが，これは明細書本体の

2.5 退院後：診療報酬請求のポイント 143

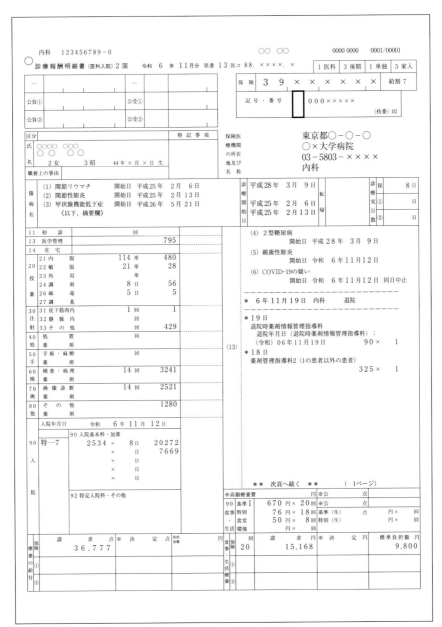

図1 出来高のレセプト（右の空白が摘要欄。点数等は2024年11月現在）

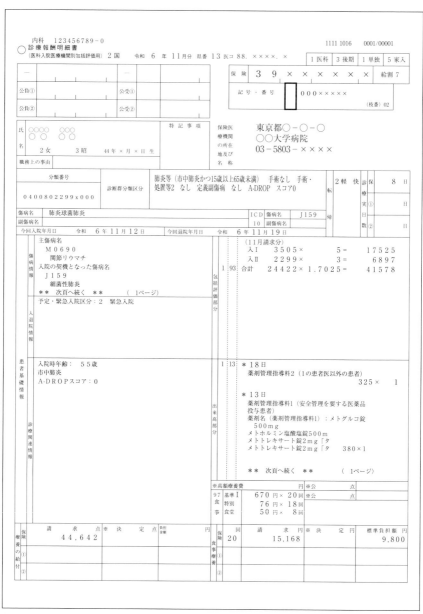

図2　DPC/PDPSのレセプト（点数等は2024年11月現在）

2.5　退院後：診療報酬請求のポイント　　145

左の番号と同じで，(13)は医学管理等，(32)は静脈注射や点滴静注，(40)は処置，(50)は手術，(60)は検査というように決まっていて，通常1日単位で番号の小さいほうから順に並んでいるので，確認するときには助けとなります。たとえば，患者さんに点滴注射を行った場合，注射料の後に薬剤料が記載されることになり，医師のオーダーと近い形で記載されます。処置や手術でも同様で，施術名の後に使用薬剤や特定保険医療材料が並びますので，行った医師が見れば診療の内容がすぐ思い浮かぶはずです。

③確認のポイント

　以上のことを踏まえて，レセプトチェックの際には，担当医であれば**まずその患者さんのことを思い出す**ことから始めます。どういう疾病・状況で，どういう検査・治療をしたか思い出してください。そのうえで，**傷病名を確認します**。このとき，記憶を整理するとともに，必要であれば病名の整理も行います。

　次に，摘要欄の各請求項目を確認し，**実際に行ったことと請求内容が合っていることを確認します**。特に注射の種別や手術名が合っているか，使用した医薬品や特定保険医療材料が算定されているかどうかを重点的に確認します。たとえば，中心静脈注射を行っていた患者さんで通常の持続点滴静注が算定されているとか，筋注で行ったものが静注で算定されているといったことがないように確認します。

　さらに，傷病名欄と摘要欄の両方を見ながら，傷病名と検査，医薬品等の対応を確認します（いわゆる**病名漏れチェックを行う**）。

　薬価の高額な医薬品やカテーテルなどの特定医療材料の算定漏れは，病院経営にとっては大きな痛手となります。診療を行っている医師であれば当然気づくような単位の誤りや桁の間違いも，事務担当者が作成するレセプトには少なからずありますので，注意して確認します。実際の投与量が「10 mg」のものが，レセプト上で「100 mg」あるいは「10 g」などと請求されていると「過剰投与」となり，場合によってはマスコミなどにも取り上げられてしまう事態を引き起こしかねません。逆に，「100 mg」を投与しながら「10 mg」で請求してしまうと，病院に損害を与えることになります。いくら優秀な病院でも，薬価差益が90％もあるところはありません。

　また，食事療養費では，特別食を提供していた患者さんの特別食加算を確認するとともに，対応する傷病名をチェックします。検査や手術，外泊などに

146 第2章 患者さんの入院から退院，退院後までと診療報酬

伴って食事を提供しなかった分のコストが請求されていないかを計算して確認
します。

④DPC/PDPSの場合

　DPC/PDPSのレセプトは，包括部分が大きいので出来高に比べると確認事
項は少ないですが，**病名の管理が出来高以上に重要であり（診療報酬請求の点
数が大きく違ってしまう），医療資源病名と副傷病名を必ず確認**します。

　次に，DPCのレセプトチェックで重要なのは，包括されない出来高部分の
チェックです。包括されるのは，

　　・入院基本料
　　・検査（内視鏡検査や心臓カテーテル検査，病理診断などを除く）
　　・画像診断（画像診断管理加算を除く）
　　・投薬（退院処方の薬剤料を除く）
　　・注射（手術時の薬剤料を除く）
　　・1,000点未満の処置
　　・リハビリテーションや精神科専門療法で使用した薬剤料

などです。

　つまり，医学管理（ただし，手術前医学管理料と手術後医学管理料を除く），
手術，麻酔，リハビリテーション（ただし，薬剤料を除く），精神科専門療法
（ただし，薬剤料を除く），放射線療法などは包括範囲外です。万が一，手術を
行った患者さんのDPC/PDPSのレセプトに手術や麻酔の請求項目がなかった
ら，算定漏れです。

　包括範囲外の部分は出来高であり，請求漏れがないかどうかのチェックは
しっかり行います。特に，病室等での注射だと包括ですが，**手術時に用いた場
合には出来高で算定できる注射薬や新鮮凍結血漿などの血漿成分製剤，アルブ
ミン製剤などの血漿分画製剤についての請求には注意してください**。また，検
査のための検体採取（動脈血採取や試験穿刺），**退院時処方の投薬**などが，出
来高の部分に請求されているかどうかをチェックします。

2.5.4 ● 症状詳記の記載

● point

✔ 具体的かつ客観的に，わかりやすく書く。医薬品や特定
保険医療材料を使用した結果，効果があったことを明記
する

レセプトチェックの目的は，審査時に減額査定されないようにすることです
が，レセプトの内容だけでは審査で適切な評価が得られない（査定される）お
それがある場合には，医師による症状詳記を添付して提出します。

①症状詳記が必要となるとき

・高額な請求になる場合（入院の場合おおむね10万点以上，特に35万点以
　上は必須）
・病状や治療が込み入っていて，傷病名と検査，処置，使用した医薬品・特
　定保険医療材料などの整合性がはっきりしない場合
・通常以上に医薬品や特定保険医療材料を用いた場合
・診療報酬請求の関連通知で，必ず症状詳記を添付することになっている
　ケース（各診療科で把握しているはずです）にあてはまる場合など

明確に症状詳記の添付が必要とされているケース以外では，過去の減額査定
事例を検討し，同様の患者さんの状態，医薬品や特定保険医療材料の使用状況
が生じた場合には記載するようにします。通常は，事務担当者から医師に症状
詳記の記載を依頼しますが，医師がレセプトチェック時に必要性を感じたら迷
わず記載するようにしてください（医学的な観点が必要な場合には事務担当者
では気づかないことがあります）。

また，必要な症状詳記を記載せずに減額査定された場合，再審査請求で復活
することはまずありません。**症状詳記は査定される前すなわち初回請求時に必
ず記載してください。**

②症状詳記の記載のポイント

　症状詳記は，あくまでも診療報酬請求が妥当なものであることを示すものですから，病歴要約のように病状全体が記載されている必要はありません。記載すべきポイントは，なぜ高額になったのか，なぜその医薬品を使ったのか，なぜ長期療養になったのかなど，診療報酬請求において問題となりそうな部分に焦点を当て，具体的な数値を記載するなどして，客観的かつ理解しやすいように記載してあることが重要です。

【標準的な症状詳記の記載事項】
- ・患者さんの全体像として現病歴と入院後経過を簡単に述べる（数行でよい）
- ・焦点となる治療内容についての必要性を述べる（患者さんの状態，具体的な数値：貧血であればHb値，Plt値など）
- ・行った治療の経過を述べる（特定保険医療材料が焦点の場合には，何をどのように使用したか，個々に説明）
- ・行った治療の効果，結果を述べる（高額医療費になったが，**結果として治療の効果があったことを明確に主張する。**たとえば，貧血で輸血した場合の記載であれば「輸血前のHb 6.5 g/dLでRCC（MAP）2単位輸血し，その翌日Hb 8.2 g/dLとなり循環動態を維持することができた」など）

　症状詳記を読むレセプト審査委員会にはベテランの医師が含まれていますから，長くて抽象的で，内容が医学的にわからない症状詳記はそれ自体が無意味であり，むしろ逆に査定（減額査定）されなくてもよいものまで査定される結果につながりかねません。

　同様の理由で，審査支払機関から，「必要事項の症状詳記を添付せよ」という理由でレセプトが返戻になった場合には，必ず求められている内容を含めて記載しなければなりません。

2.5 退院後：診療報酬請求のポイント 149

事務担当者の業務

高点数のレセプトについては，必ず担当医に症状詳記を依頼してください。また，診療報酬請求の関連通知で，必ず症状詳記を添付することが規定されている場合（急性心筋梗塞や不安定狭心症に対する血管内治療の場合など）を事前に調べておき，症状詳記の記載を医師に依頼してください。

また，DPC/PDPSのレセプトでは，査定対象になりやすいのは出来高部分となる輸血や手術材料です。つまり，輸血を行った患者さんでは，濃厚赤血球輸血であれば，1日ごとに輸血量（単位数）と輸血前後の血中ヘモグロビン値を，血小板輸血であれば，同様に輸血量と血小板数の値を必ず含めて記載するように医師に依頼します。このとき，事務担当者側でレセプトの摘要欄に記載した輸血前の血中ヘモグロビン値や血小板数の値と，医師の症状詳記の記載内容に齟齬が生じないように，あらかじめ輸血した日と輸血量をメモにして依頼するようにしましょう。

一方，出来高のレセプトの場合，上記以外に検査，画像診断，注射も査定対象となります。特に検査や画像診断の実施回数が多い場合，それらが必要であった理由の症状詳記が必要です。

さらに注射のうち，抗菌薬や抗真菌薬と血漿成分製剤（新鮮凍結血漿など）や血漿分画製剤（アルブミン製剤やグロブリン製剤など）に注意が必要です。抗菌薬や抗真菌薬では，いわゆる耐性菌の増加の原因として，抗菌薬や抗真菌薬の安易な使用と濫用があげられており，これらの漫然とした長期間投与や多剤投与を控えるよう求められています。通常より長期間使用している場合や併用療法の場合には，必要だった理由を検査値や病状の推移を含めてできるだけ客観的に記載してもらうことが重要です。特にその治療が功を奏した場合には，その事実を含めて記載してもらいましょう。

また，血漿成分製剤（新鮮凍結血漿など）や血漿分画製剤（アルブミン製剤やグロブリン製剤など）については輸血と同様に1日ごとの使用量とそれが必要であった理由を記載してもらいます。特にアルブミン製剤を使用した場合には，使用前のアルブミン値を記載してもらいます（アルブミン値が低かったことを具体的に示してもらいます）。

管理者の視点

　症状詳記については，研修医や経験の浅い若手医師に教育目的で下書きを書かせるのはよいのですが，それを必ず指導医や部長クラスが内容確認し，必要な修正を行ったうえで清書して提出してください。不十分な症状詳記によって査定された場合の病院の損失は非常に大きいものがあり，査定された後になって，それを別の形でカバーすることは困難です。

　逆に，症状詳記は部長が書くことになっている病院もあるようですが，そうなるといつまで経っても若手が症状詳記を書けるようになりません。不十分な内容を修正する手間をかけるくらいなら自分で書いたほうが早いというのもわかりますが，ぜひ症状詳記をきちんと書けるようにする教育と，査定されない症状詳記の提出の両立を図る努力をしていただきたいと思います。

　ときに症状詳記は査定されたら記載して再審査請求すればいいと主張する医師がいて，事務担当者を困らせることがあるようです。先述したように高点数にもかかわらず症状詳記を添付せず査定された場合に再審査請求で復活することはまずありません。症状詳記は査定される前すなわち初回請求時に必ず記載するよう指導してください。

第 **3** 章

診療報酬点数表の見方

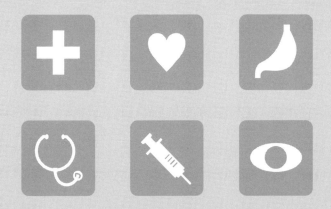

152 第3章 診療報酬点数表の見方

3.1

医療の値段

　診療報酬の計算には，レセプトを作成するコンピュータ，すなわちレセコンが使われます。レセコンには，それぞれの医療行為に対する診療報酬点数があらかじめ登録されているので，医師や事務担当者が細かい点数をすべて覚えていなくてもほぼ問題なく請求業務ができます。

　事務担当者は日々計算業務でレセコン上に現れる点数を見ているので，検査や手術の大体の点数は見当がついていると思います。一方で，医師はどうでしょう。保険診療では診療報酬の発生源は医師のオーダーです。しかも公定価格ですから，勝手に値引きや割り増しはできませんので，医師のオーダーがそのまま会計，すなわち患者さんへの請求金額あるいは保険者への請求点数になります。実際，ほとんどの病院では電子カルテやオーダリングシステムが会計システムに直結しています。したがって，医師のオーダーが実施された時点でその情報がそのまま医事システムに取り込まれ，レセプトの情報になります（さらに事務担当者は算定ルールに基づいて加工し，患者さんへの請求書やレセプトを出しています）。このような状況にもかかわらず，患者さんが病院に支払う金額を担当医がまったく知らなければ，世間から批判を招くことになります。医療技術の進歩とともに，高額の薬剤や医療材料が世の中に出てきたことや，高齢者の自己負担割合が大きくなっていることにより，患者さんの自己負担金額は増えており，それを補填するための民間の医療保険が登場する時代です。コスト意識のない医師や病院職員への批判が高まるのは，もはや時間の問題です。

3.2

診療報酬点数表解読の必要性

　医師をはじめとした病院職員は，それぞれの医療の診療報酬点数（値段）と，算定要件（診療報酬が支払われるための条件）を，ある程度知っておかなければ社会的な責任を果たせないことになります。

　さらに，請求事務担当者はもちろんのこと，レセプトチェックを行う医師が点数や算定用件を熟知していないと，診療報酬の請求そのものにも問題が生じます。優れた事務担当者を採用し，レセコンをバージョンアップしても，レセプトチェックが不要になることは決してありません。なぜなら，医療上のチェックが必要だからです。確かに，優秀な事務担当者は医師以上に点数や算定要件を熟知していて，カルテや手術記録を読んで行われた医療行為をかなり正確に推測しますが，医療行為の行われた現場を見ているわけではありませんので，レセプトに実際と異なる請求内容が記載されることが少なからずあります。したがって，最終的に，現場で実施あるいはオーダーした医師がレセプトチェックをしなければいけないのです。

　そして，これらの細かい点数や算定要件を熟知するためには，ルールブックである「診療報酬点数表」を解読できなければなりません。

3.3

病棟で必要となる診療報酬点数表，診断群分類点数表（DPC点数表）

　それぞれの医療行為に対する診療報酬点数は「診療報酬の算定方法」という厚生労働省告示の別表第1に規定されています。ただし，この告示自体は単なる値段表です。この告示の内容と関連する法令をまとめた「診療報酬点数表」あるいは「点数表」が書籍，すなわちルールブックとして流通しています。

　この中でも，病棟での保険診療で関係する診療報酬点数表は「医科診療報酬点数表」と「診断群分類点数表」（DPC点数表）です。ただし，これらの診療報酬点数表には，医薬品や特定保険医療材料の費用（薬価，材料価格）については記載されていません。薬価や材料価格は診療報酬点数表とは別に告示され，それぞれに対応する書籍が流通しています（本書では薬価や材料価格については省略します）。

　現在のところ診療報酬点数表はおおむね2年ごとに改定されています。例外的に改定が2019年10月に実施されましたが，これは同時に実施された消費税8％から10％への増税に対応するものでした。診療報酬自体は非課税ですが，医療機関が購入する薬や材料には消費税がかかりますので，その消費税相当分を診療報酬として上乗せする措置が講じられました。なお，診療報酬改定というと単に値段が変わるという印象をもつと思いますが，値段とともに算定要件などのルールも変わります。医療制度改革が進む中で，法体系や制度がめまぐるしく変わってきています。したがって，今後，診療報酬のしくみも変遷していくことが予想されますが，わが国の医療保険制度がなくならない限り，診療報酬請求の実務が大きく変わることはないでしょう。まず現状を把握し，診療報酬改定時など点数やルール等が変わる際にはアップデートすることが重要です。

3.4

診療報酬点数表と関連法令

　医師をはじめとした医療従事者が，細かい法体系上の名目を完璧に理解する必要はありませんが，どこにどのようなことが書かれているかは知っておく必要があります（そうでなければ必要なときに探せません）。

　わが国の医療保険制度は「健康保険法」，「国民健康保険法」をはじめとした法律に基づいています。その下に「保険医療機関及び保険医療養担当規則」（療養担当規則あるいは療担）という厚生労働省令があって，さらにその下に「診療報酬の算定方法」，すなわち診療報酬点数表の告示があります。

　つまり，日本の法令は法律を最上位として，政令，省令，告示，通知というように階層構造になっています。「健康保険法」，「国民健康保険法」をはじめとした法律に基づいて保険診療を行う保険医療機関および保険医にとって，療養担当規則は知っておかなくてはいけないものです。

　本書のp163 ～ 183に療養担当規則を掲載していますので参照してください（ただし，歯科の部分は省略しました）。

①点数と算定要件（告示・通知）

　診療報酬点数表（「診療報酬の算定方法」という厚生労働省告示の別表第1）のメインにあたる各診療報酬項目とその点数，および加算（加算点数），減算（減算点数）が，告示の本文に書かれています。さらに，それぞれの算定要件（診療報酬が支払われるための条件）は，告示本文と，告示を補う細かいルールを定めた通知に書かれています。

　この通知は，正式には「診療報酬の算定方法の制定等に伴う実施上の留意事項について」という厚生労働省保険局医療課長名による通知です。診療報酬点数表が改定される際には，「診療報酬の算定方法の一部改正に伴う実施上の留意事項について」という通知が告示に合わせて出されます。

②施設基準（告示・通知）

　また，各診療報酬項目および加算には，算定にあたってその医療機関全体として満たさなければならない条件（施設基準）が定められているものがあります。施設基準が設定されている診療報酬項目および加算の多くは，原則的に算定する前にあらかじめその施設基準を満たしていることを所管の地方厚生（支）局に届け出ておかなければなりません。一部の施設基準については，届出は不要です。届出の要否は，明記されています。すなわち，届出が必要な施設基準が定められている診療報酬項目は，その医療機関がその基準を満たしていて，かつ，届出をしていなければ算定することができません。

　この施設基準は，診療報酬点数表内の基本診療料と特掲診療料（後述）という区分それぞれに対して，「基本診療料の施設基準等」，「特掲診療料の施設基準等」という厚生労働省告示と，その告示を補う通知によって規定されています。

③食事療養費

　食事に関する規定は上記の診療報酬点数表本体の告示や通知には含まれていません。食事については，「入院時食事療養費に係る食事療養及び入院時生活療養費に係る生活療養の費用の額の算定に関する基準」という告示と，それに対する通知によって規定されています。

④薬価，材料価格

　さらに，医薬品や特定保険医療材料に関する規定も別になっています。医薬品については「使用薬剤の薬価（薬価基準）」という厚生労働省告示，特定保険医療材料については，「特定保険医療材料及びその材料価格（材料価格基準）」という厚生労働省告示で規定されています。

3.5 医科診療報酬点数表の構成 157

3.5

医科診療報酬点数表の構成

1. 基本診療料と特掲診療料

　医科診療報酬点数表の目次を見ると，まず大きく「第1章　基本診療料」と「第2章　特掲診療料」に分けられていることがわかります（**表1**）。そして基本的には，基本診療料と特掲診療料の総和が，算定すべき診療報酬の総額になります。

①基本診療料

　基本診療料は，いわば基本料金（入院でいえばベッドフィー）です。病棟に関係するのは第1部の初診料（いわゆる直接入院の場合のみ）と，第2部の入院基本料，入院基本料等加算，特定入院料，短期滞在手術基本料です。

表1　医科診療報酬点数表（目次）

第1章　基本診療料
第1部　　初・再診料
第2部　　入院料等
第2章　特掲診療料
第1部　　医学管理等
第2部　　在宅医療
第3部　　検査
第4部　　画像診断
第5部　　投薬
第6部　　注射
第7部　　リハビリテーション
第8部　　精神科専門療法
第9部　　処置
第10部　　手術
第11部　　麻酔
第12部　　放射線治療
第13部　　病理診断

毎月のレセプトを見ると，その患者さんが入院している病棟で算定している入院基本料（あるいは特定入院料）がわかるので，診療報酬点数表を参照すればその病棟がどのような診療報酬上の条件を満たしていることになっているかがわかります。また，1日いくらの基本料金（ベッドフィー）がかかっているかもわかります。

入院基本料や特定入院料には，入院日からの日数によるものをはじめとしてさまざまな加算項目が設定されていて，これだけでも相当に複雑ですが，病院や病棟ごと（看護師数や病棟の機能，設備など）に決まるため，個々の医療従事者の努力で点数（収入金額）が増えることはほとんどありません。

逆に個々の医療従事者の不十分な取り組みによって算定できなくなってしまうことがあるので注意が必要です。

たとえば「入院診療計画書」をはじめとした書類の不備や，無駄に入院期間を長くしてしまった結果生じる平均在院日数の規定超過などは，絶対に避けなければなりません。入院基本料や特定入院料の点数は大きく，病院が倒産する事態に発展します。

②特掲診療料

特掲診療料の中身は，「医学管理等」，「検査」，「投薬」のように，ほとんどが医師のオーダーで発生する診療報酬項目です。すなわち，それぞれの患者さんの診断，治療に関わるもので，基本的にはそれぞれの患者さんに実際に行った医療行為に該当する診療報酬項目の点数が算定されることになります。

ただし，DPC/PDPSでは特掲診療料でも，ほとんどの検査や投薬，注射，処置など多くの部分が包括になります（p146参照）。

2. 医科診療報酬点数表各項目に関わる事項
①通則

基本診療料も特掲診療料も各「部」の初めに「通則」が書かれています。この「通則」は，例外規定が特に書かれていない限り，その「部」のすべての項目に効力が及びます。たとえば，「第3部　検査」の後に「通則」として書かれている内容は第3部のすべての項目に効力があります（**表2**）。

3.5 医科診療報酬点数表の構成　159

表2　医科診療報酬点数表「第2章 特掲診療料 第3部 検査」の通則

第3部　検査

通則
1　検査の費用は，第1節又は第3節の各区分の所定点数により算定する。ただし，検査に当たって患者から検体を穿刺し又は採取した場合は，第1節又は第3節の各区分の所定点数及び第4節の各区分の所定点数を合算した点数により算定する。
2　検査に当たって患者に対し薬剤を施用した場合は，特に規定する場合を除き，前号により算定した点数及び第5節の所定点数を合算した点数により算定する。
3　検査に当たって，別に厚生労働大臣が定める保険医療材料（以下この部において「特定保険医療材料」という。）を使用した場合は，前2号により算定した点数及び第6節の所定点数を合算した点数により算定する。
4　第1節又は第3節に掲げられていない検査であって特殊なものの費用は，第1節又は第3節に掲げられている検査のうちで最も近似する検査の各区分の所定点数により算定する。
5　対称器官に係る検査の各区分の所定点数は，特に規定する場合を除き，両側の器官の検査料に係る点数とする。
6　保険医療機関が，患者の人体から排出され，又は採取された検体について，当該保険医療機関以外の施設に臨床検査技師等に関する法律（昭和33年法律第76号）第2条に規定する検査を委託する場合における検査に要する費用については，別に厚生労働大臣が定めるところにより算定する。
　　　　第1節　検体検査料
通則
　検体検査の費用は，第1款及び第2款の各区分の所定点数を合算した点数により算定する。
　　　　第1款　検体検査実施料
（以下略）

②番号

　告示の各項目には「A001」というように番号がついています。これと同じ番号が対応する通知等にも記載されています。順番に，Aは基本診療料，Bは医学管理等，Cは在宅医療…と部ごとに区分されています（**表3**）。医療事務の業界では，「Kコード」というと「手術に関連する診療報酬区分」というように，このアルファベットが医療行為を表す略語として使われています。

③注

　告示の項目名の後には，「注」として，算定の条件や，加算や減算の条件（算定要件）の一部が書かれています。この「注」は通常，その項目にのみ有効です。たとえば，注射の部の「G000皮内，皮下及び筋肉内注射」には注1,

160 第3章 診療報酬点数表の見方

表3 告示の各項目の番号

A	基本診療料	H	リハビリテーション
B	医学管理等	I	精神科専門療法
C	在宅医療	J	処置
D	検査	K	手術
E	画像診断	L	麻酔
F	投薬	M	放射線治療
G	注射	N	病理診断

2とありますが，これらは他の項目（たとえば「G001静脈内注射」など）には影響を与えません。

④通知

通知は通常，そのもととなる告示（同じ番号の告示）について有効です。対応する告示の内容を補足する運用上の規定が書かれているのが一般的です。ただし，他の関連項目との調整が規定されている場合には，その関連項目にも影響を与えます。また，告示本文の一部でも他の項目との調整を規定している場合があります。すなわち，告示や通知の文章中に複数の「番号」が出てくるものは調整の規定であることがほとんどですから，その場合には関係する項目すべてに目を通す必要があります。

⑤施設基準

施設基準の告示およびそれに付随する通知も，通常はその対象となっている診療報酬項目のみに有効な規定です。

「施設基準」という名前ですが，病院の建物などの箱ものについてのみ規定しているわけではなく，実際は病棟に配置されている看護師数やリハビリに従事する療法士数など，マンパワーの基準も書かれています。さらに，特定保険医療材料の費用算定に関連する規定が施設基準として定められている場合もあります。

3.6 流通している関連書籍　161

3.6

流通している関連書籍

①医科診療報酬点数表

　前述した告示と通知などをまとめた書籍が各出版社より刊行されています。
　主なものは,
　・「医科点数表の解釈」（発行：社会保険研究所）
　・「医科診療報酬点数（早見表付）」（発行：医療保険業務研究協会）
　・「医科点数早見表」（発行：医学通信社）
です。上の2つは，ページの左に告示，右にその告示に関連する通知や施設基
準の一部が掲載された構成となっています。「医科点数早見表」では告示の下
に通知や施設基準が並べられた構成となっています。

②診断群分類点数表（DPC 点数表）

　DPC 対象病院では，医科診療報酬点数表とともに DPC/PDPS で診療報酬
を請求するための点数表（DPC 点数表）も用いることになります。DPC 対象
病院であってもすべての患者さんが DPC/PDPS に該当するわけではなく，特
定入院期間超えで出来高になる場合がありますので，DPC 点数表だけでは業務
ができません（DPC/PDPS および DPC コーディングについては第1章を参照
してください）。

　DPC 点数表には基本情報として，DPC ツリー図（診断群分類樹形図），対
象患者等について，対象病院の医療機関別係数，それぞれの診断群分類（DPC）
に対応する点数が記載されています。これらをまとめた書籍として「診断群分
類点数表のてびき」（発行：社会保険研究所）および「DPC 点数早見表」（発
行：医学通信社）が一般的に使われています。

③食事療養費

　食事療養費については，上にあげた書籍のいずれにも記載がありますが，詳
細が知りたい場合は「看護関連施設基準・食事療養等の実際」（発行：社会保険
研究所）が参考になります（解釈や書式について，独自の参考例も掲載されて

162　第3章　診療報酬点数表の見方

います）。

④診療報酬点数表関連書籍の参照のしかた

　個々の診療報酬項目の点数や算定要件を確認したい場合には，診療報酬点数表の関連書籍を手にすることになります。実際の確認手順は以下のとおりです。

a　まず索引で項目を探し，告示を見つける。

b　告示を確認したら，次に対応する通知を確認する。

c　さらに，告示のある「部」の通則を確認する。

d　施設基準の設定の有無を確認するために施設基準の告示のページを参照し，該当する番号があるかどうか確認する。

e　施設基準の設定がある場合には，その告示とともに対応する通知を確認する。

　　→施設基準の設定が告示や通知の中に書かれていないことがあります。必ず施設基準の告示は参照し，設定があるかどうかを確認します。

f　告示や通知の中に他に参照すべき規定が示されている場合には，それも探して確認する。

　告示がなく，通知だけ存在するということは通常ありません。なお，特に見落としやすいのが特定保険医療材料に関する規定です。手術や処置などで用いる特定保険医療材料では，「特定保険医療材料及びその材料価格（材料価格基準）」という告示とそれに付随する通知に，その定価（告示価格）だけでなく，どのような場合に使用できるかといった条件が規定されているものがあります。なかには自動縫合器や血管用カテーテルといった高額の医療機器，医療材料に関する規定もあるので注意が必要です。

　DPC/PDPSの場合，包括部分については「診断群分類点数表」（DPC点数表）関連の書籍を参照します。また，包括されない部分については出来高となりますので，医科診療報酬点数表関連の書籍を参照します。

参考資料1　保険医療機関及び保険医療養担当規則　抜粋

昭和32年4月30日，厚生省令第15号
最終改正：令和6年12月2日，厚生労働省令第154号

第1章　保険医療機関の療養担当

（療養の給付の担当の範囲）

第1条　保険医療機関が担当する療養の給付並びに被保険者及び被保険者であつた者並びにこれらの者の被扶養者の療養（以下単に「療養の給付」という。）の範囲は，次のとおりとする。

一　診察

二　薬剤又は治療材料の支給

三　処置，手術その他の治療

四　居宅における療養上の管理及びその療養に伴う世話その他の看護

五　病院又は診療所への入院及びその療養に伴う世話その他の看護

（療養の給付の担当方針）

第2条　保険医療機関は，懇切丁寧に療養の給付を担当しなければならない。

2　保険医療機関が担当する療養の給付は，被保険者及び被保険者であつた者並びにこれらの者の被扶養者である患者（以下単に「患者」という。）の療養上妥当適切なものでなければならない。

（診療に関する照会）

第2条の2　保険医療機関は，その担当した療養の給付に係る患者の疾病又は負傷に関し，他の保険医療機関から照会があつた場合には，これに適切に対応しなければならない。

（適正な手続の確保）

第2条の3　保険医療機関は，その担当する療養の給付に関し，厚生労働大臣又は地方厚生局長若しくは地方厚生支局長に対する申請，届出等に係る手続及び療養の給付に関する費用の請求に係る手続を適正に行わなければならない。

（健康保険事業の健全な運営の確保）

第2条の4　保険医療機関は，その担当する療養の給付に関し，健康保険事業の健全な運営を損なうことのないよう努めなければならない。

（経済上の利益の提供による誘引の禁止）

第2条の4の2　保険医療機関は，患者に対して，第5条の規定により受領する費用の額に応じて当該保険医療機関が行う収益業務に係る物品の対価の額の値引きをすることその他の健康保険事業の健全な運営を損なうおそれのある経済上の利益の提供により，当該患者が自己の保険医療機関において診療を受けるように誘引してはならない。

2　保険医療機関は，事業者又はその従業員に対して，患者を紹介する対価として金品を提供することその他の健康保険事業の健全な運営を損なうおそれのある経済上の利益を提供することにより，患者が自己の保険医療機関において診療を受けるように誘引してはならない。

（特定の保険薬局への誘導の禁止）

第2条の5　保険医療機関は，当該保険医療機関において健康保険の診療に従事している保険医（以下「保険医」という。）の行う処方箋の交付に関し，患者に対して特定の保険薬局において調剤を受けるべき旨の指示等を行つてはならない。

2　保険医療機関は，保険医の行う処方箋の交付に関し，患者に対して特定の保険薬局において調剤を受けるべき旨の指示等を行うことの対償として，保険薬局から金品その他の財産上の利益を収受してはならない。

（掲示）

第2条の6　保険医療機関は，その病院又は診療所内の見やすい場所に，第5条の3第4項，第5条の3の2第4項及び第5条の4第2項に規定する事項のほか，別に厚生労働大臣が定める事項を掲示しなければならない。

2　保険医療機関は，原則として，前項の厚生労働大臣が定める事項をウェブサイトに掲載しなければならない。

参考資料1　　165

（受給資格の確認）

第3条　保険医療機関は，患者から療養の給付を受けることを求められた場合には，次に掲げるいずれかの方法によつて療養の給付を受ける資格があることを確認しなければならない。ただし，緊急やむを得ない事由によつて当該確認を行うことができない患者であつて，療養の給付を受ける資格が明らかなものについては，この限りでない。

一　健康保険法（大正11年法律第70号。以下「法」という。）第3条第13項に規定する電子資格確認（以下「電子資格確認」という。）

二　患者の提出し，又は提示する資格確認書

三　当該保険医療機関が，過去に取得した当該患者の被保険者又は被扶養者の資格に係る情報（保険給付に係る費用の請求に必要な情報を含む。）を用いて，保険者に対し，電子情報処理組織を使用する方法その他の情報通信の技術を利用する方法により，あらかじめ照会を行い，保険者から回答を受けて取得した直近の当該情報を確認する方法（当該患者が当該保険医療機関から療養の給付（居宅における療養上の管理及びその療養に伴う世話その他の看護に限る。）を受けようとする場合であつて，当該保険医療機関から電子資格確認による確認を受けてから継続的な療養の給付を受けている場合に限る。）

四　その他厚生労働大臣が定める方法

2　患者が電子資格確認により療養の給付を受ける資格があることの確認を受けることを求めた場合における前項の規定の適用については，同項中「次に掲げるいずれかの」とあるのは「第1号又は第3号に掲げる」と，「事由によつて」とあるのは「事由によつて第1号又は第3号に掲げる方法により」とする。

3　療養の給付及び公費負担医療に関する費用の請求に関する命令（昭和51年厚生省令第36号）附則第3条の4第1項の規定により同項に規定する書面による請求を行つている保険医療機関及び同令附則第3条の5第1項の規定により届出を行つた保険医療機関については，前項の規定は，適用しない。

4　保険医療機関（前項の規定の適用を受けるものを除く。）は，第2項に規定する場合において，患者が電子資格確認によつて療養の給付を受ける資格があることの確認を受けることができるよう，あらかじめ必要な体制を整備しなければならない。

（要介護被保険者等の確認）

第3条の2 保険医療機関等は，患者に対し，訪問看護，訪問リハビリテーションその他の介護保険法（平成9年法律第123号）第8条第1項に規定する居宅サービス又は同法第8条の2第1項に規定する介護予防サービスに相当する療養の給付を行うに当たつては，同法第12条第3項に規定する被保険者証の提示を求めるなどにより，当該患者が同法第62条に規定する要介護被保険者等であるか否かの確認を行うものとする。

（被保険者証の返還）

第4条 保険医療機関は，患者の提出する資格確認書（書面に限る。以下この条において同じ。）により，療養の給付を受ける資格があることを確認した患者に対する療養の給付を担当しなくなつたとき，その他正当な理由により当該患者から資格確認書の返還を求められたときは，これを遅滞なく当該患者に返還しなければならない。ただし，当該患者が死亡した場合は，法第100条，第105条又は第113条の規定により埋葬料，埋葬費又は家族埋葬料を受けるべき者に返還しなければならない。

（一部負担金等の受領）

第5条 保険医療機関は，被保険者又は被保険者であつた者については法第74条の規定による一部負担金，法第85条に規定する食事療養標準負担額（同条第2項の規定により算定した費用の額が標準負担額に満たないときは，当該費用の額とする。以下単に「食事療養標準負担額」という。），法第85条の2に規定する生活療養標準負担額（同条第2項の規定により算定した費用の額が生活療養標準負担額に満たないときは，当該費用の額とする。以下単に「生活療養標準負担額」という。）又は法第86条の規定による療養（法第63条第2項第1号に規定する食事療養（以下「食事療養」という。）及び同項第2号に規定する生活療養（以下「生活療養」という。）を除く。）についての費用の額に法第74条第1項各号に掲げる場合の区分に応じ，同項各号に定める割合を乗じて得た額（食事療養を行つた場合においては食事療養標準負担額を加えた額とし，生活療養を行つた場合においては生活療養標準負担額を加えた額とする。）の支払を，被扶養者については法第76条第2項，第85条第2項，第85条の2第2項又は第86条第2項第1号の費用の額の算定の例により算定された費用の

額から法第110条の規定による家族療養費として支給される額に相当する額を控除した額の支払を受けるものとする。

2 保険医療機関は，食事療養に関し，当該療養に要する費用の範囲内において法第85条第2項又は第110条第3項の規定により算定した費用の額を超える金額の支払を，生活療養に関し，当該療養に要する費用の範囲内において法第85条の2第2項又は第110条第3項の規定により算定した費用の額を超える金額の支払を，法第63条第2項第3号に規定する評価療養（以下「評価療養」という。），同項第4号に規定する患者申出療養（以下「患者申出療養」という。）又は同項第5号に規定する選定療養（以下「選定療養」という。）に関し，当該療養に要する費用の範囲内において法第86条第2項又は第110条第3項の規定により算定した費用の額を超える金額の支払を受けることができる。ただし，厚生労働大臣が定める療養に関しては，厚生労働大臣が定める額の支払を受けるものとする。

3 保険医療機関のうち，医療法（昭和23年法律第205号）第7条第2項第5号に規定する一般病床（以下「一般病床」という。）を有する同法第4条第1項に規定する地域医療支援病院（一般病床の数が200未満であるものを除く。），同法第4条の2第1項に規定する特定機能病院及び同法第30条の18の2第1項に規定する外来機能報告対象病院等（同法第30条の18の4第1項第2号の規定に基づき，同法第30条の18の2第1項第1号の厚生労働省令で定める外来医療を提供する基幹的な病院として都道府県が公表したものに限り，一般病床の数が200未満であるものを除く。）であるものは，法第70条第3項に規定する保険医療機関相互間の機能の分担及び業務の連携のための措置として，次に掲げる措置を講ずるものとする。

一 患者の病状その他の患者の事情に応じた適切な他の保険医療機関を当該患者に紹介すること。

二 選定療養（厚生労働大臣の定めるものに限る。）に関し，当該療養に要する費用の範囲内において厚生労働大臣の定める金額以上の金額の支払を求めること（厚生労働大臣の定める場合を除く。）。

（領収証等の交付）

第5条の2 保険医療機関は，前条の規定により患者から費用の支払を受けるときは，正当な理由がない限り，個別の費用ごとに区分して記載した領収証を無

償で交付しなければならない。

2　厚生労働大臣の定める保険医療機関は，前項に規定する領収証を交付するときは，正当な理由がない限り，当該費用の計算の基礎となつた項目ごとに記載した明細書を交付しなければならない。

3　前項に規定する明細書の交付は，無償で行わなければならない。

第５条の２の２　前条第２項の厚生労働大臣の定める保険医療機関は，公費負担医療（厚生労働大臣の定めるものに限る。）を担当した場合（第５条第１項の規定により患者から費用の支払を受ける場合を除く。）において，正当な理由がない限り，当該公費負担医療に関する費用の請求に係る計算の基礎となつた項目ごとに記載した明細書を交付しなければならない。

2　前項に規定する明細書の交付は，無償で行わなければならない。

（食事療養）

第５条の３　保険医療機関は，その入院患者に対して食事療養を行うに当たつては，病状に応じて適切に行うとともに，その提供する食事の内容の向上に努めなければならない。

2　保険医療機関は，食事療養を行う場合には，次項に規定する場合を除き，食事療養標準負担額の支払を受けることにより食事を提供するものとする。

3　保険医療機関は，第５条第２項の規定による支払を受けて食事療養を行う場合には，当該療養にふさわしい内容のものとするほか，当該療養を行うに当たり，あらかじめ，患者に対しその内容及び費用に関して説明を行い，その同意を得なければならない。

4　保険医療機関は，その病院又は診療所の病棟等の見やすい場所に，前項の療養の内容及び費用に関する事項を掲示しなければならない。

5　保険医療機関は，原則として，前項の療養の内容及び費用に関する事項をウェブサイトに掲載しなければならない。

（生活療養）

第５条の３の２　保険医療機関は，その入院患者に対して生活療養を行うに当たつては，病状に応じて適切に行うとともに，その提供する食事の内容の向上並びに温度，照明及び給水に関する適切な療養環境の形成に努めなければならない。

2 保険医療機関は，生活療養を行う場合には，次項に規定する場合を除き，生活療養標準負担額の支払を受けることにより食事を提供し，温度，照明及び給水に関する適切な療養環境を形成するものとする。

3 保険医療機関は，第5条第2項の規定による支払を受けて生活療養を行う場合には，当該療養にふさわしい内容のものとするほか，当該療養を行うに当たり，あらかじめ，患者に対しその内容及び費用に関して説明を行い，その同意を得なければならない。

4 保険医療機関は，その病院又は診療所の病棟等の見やすい場所に，前項の療養の内容及び費用に関する事項を掲示しなければならない。

5 保険医療機関は，原則として，前項の療養の内容及び費用に関する事項をウェブサイトに掲載しなければならない。

（保険外併用療養費に係る療養の基準等）

第5条の4 保険医療機関は，評価療養，患者申出療養又は選定療養に関して第5条第2項又は第3項第2号の規定による支払を受けようとする場合において，当該療養を行うに当たり，その種類及び内容に応じて厚生労働大臣の定める基準に従わなければならないほか，あらかじめ，患者に対しその内容及び費用に関して説明を行い，その同意を得なければならない。

2 保険医療機関は，その病院又は診療所の見やすい場所に，前項の療養の内容及び費用に関する事項を掲示しなければならない。

3 保険医療機関は，原則として，前項の療養の内容及び費用に関する事項をウェブサイトに掲載しなければならない。

（証明書等の交付）

第6条 保険医療機関は，患者から保険給付を受けるために必要な保険医療機関又は保険医の証明書，意見書等の交付を求められたときは，無償で交付しなければならない。ただし，法第87条第1項の規定による療養費（柔道整復を除く施術に係るものに限る。），法第99条第1項の規定による傷病手当金，法第101条の規定による出産育児一時金，法第102条第1項の規定による出産手当金又は法第114条の規定による家族出産育児一時金に係る証明書又は意見書については，この限りでない。

（指定訪問看護の事業の説明）

第7条 保険医療機関は，患者が指定訪問看護事業者（法第88条第1項に規定する指定訪問看護事業者並びに介護保険法第41条第1項本文に規定する指定居宅サービス事業者（訪問看護事業を行う者に限る。）及び同法第53条第1項に規定する指定介護予防サービス事業者（介護予防訪問看護事業を行う者に限る。）をいう。以下同じ。）から指定訪問看護（法第88条第1項に規定する指定訪問看護並びに介護保険法第41条第1項本文に規定する指定居宅サービス（同法第8条第4項に規定する訪問看護の場合に限る。）及び同法第53条第1項に規定する指定介護予防サービス（同法第8条の2第3項に規定する介護予防訪問看護の場合に限る。）をいう。以下同じ。）を受ける必要があると認めた場合には，当該患者に対しその利用手続，提供方法及び内容等につき十分説明を行うよう努めなければならない。

（診療録の記載及び整備）

第8条 保険医療機関は，第22条の規定による診療録に療養の給付の担当に関し必要な事項を記載し，これを他の診療録と区別して整備しなければならない。

（帳簿等の保存）

第9条 保険医療機関は，療養の給付の担当に関する帳簿及び書類その他の記録をその完結の日から3年間保存しなければならない。ただし，患者の診療録にあつては，その完結の日から5年間とする。

（通知）

第10条 保険医療機関は，患者が次の各号の一に該当する場合には，遅滞なく，意見を付して，その旨を全国健康保険協会又は当該健康保険組合に通知しなければならない。

一 家庭事情等のため退院が困難であると認められたとき。

二 闘争，泥酔又は著しい不行跡によつて事故を起したと認められたとき。

三 正当な理由がなくて，療養に関する指揮に従わないとき。

四 詐欺その他不正な行為により，療養の給付を受け，又は受けようとしたとき。

参考資料1　171

（入院）

第11条　保険医療機関は，患者の入院に関しては，療養上必要な寝具類を具備し，その使用に供するとともに，その病状に応じて適切に行い，療養上必要な事項について適切な注意及び指導を行わなければならない。

2　保険医療機関は，病院にあつては，医療法の規定に基づき許可を受け，若しくは届出をし，又は承認を受けた病床の数の範囲内で，診療所にあつては，同法の規定に基づき許可を受け，若しくは届出をし，又は通知をした病床数の範囲内で，それぞれ患者を入院させなければならない。ただし，災害その他のやむを得ない事情がある場合は，この限りでない。

（看護）

第11条の2　保険医療機関は，その入院患者に対して，患者の負担により，当該保険医療機関の従業者以外の者による看護を受けさせてはならない。

2　保険医療機関は，当該保険医療機関の従業者による看護を行うため，従業者の確保等必要な体制の整備に努めなければならない。

（報告）

第11条の3　保険医療機関は，厚生労働大臣が定める療養の給付の担当に関する事項について，地方厚生局長又は地方厚生支局長に定期的に報告を行わなければならない。

2　前項の規定による報告は，当該保険医療機関の所在地を管轄する地方厚生局又は地方厚生支局の分室がある場合においては，当該分室を経由して行うものとする。

第2章　保険医の診療方針等

（診療の一般的方針）

第12条　保険医の診療は，一般に医師又は歯科医師として診療の必要があると認められる疾病又は負傷に対して，適確な診断をもととし，患者の健康の保持増進上妥当適切に行われなければならない。

（療養及び指導の基本準則）

第13条 保険医は，診療に当つては，懇切丁寧を旨とし，療養上必要な事項は理解し易いように指導しなければならない。

（指導）

第14条 保険医は，診療にあたつては常に医学の立場を堅持して，患者の心身の状態を観察し，心理的な効果をも挙げることができるよう適切な指導をしなければならない。

第15条 保険医は，患者に対し予防衛生及び環境衛生の思想のかん養に努め，適切な指導をしなければならない。

（転医及び対診）

第16条 保険医は，患者の疾病又は負傷が自己の専門外にわたるものであるとき，又はその診療について疑義があるときは，他の保険医療機関へ転医させ，又は他の保険医の対診を求める等診療について適切な措置を講じなければならない。

（診療に関する照会）

第16条の2 保険医は，その診療した患者の疾病又は負傷に関し，他の保険医療機関又は保険医から照会があつた場合には，これに適切に対応しなければならない。

（施術の同意）

第17条 保険医は，患者の疾病又は負傷が自己の専門外にわたるものであるという理由によつて，みだりに，施術業者の施術を受けさせることに同意を与えてはならない。

（特殊療法等の禁止）

第18条 保険医は，特殊な療法又は新しい療法等については，厚生労働大臣の定めるもののほか行つてはならない。

参考資料1　173

（使用医薬品及び歯科材料）

第19条　保険医は，厚生労働大臣の定める医薬品以外の薬物を患者に施用し，又は処方してはならない。ただし，医薬品，医療機器等の品質，有効性及び安全性の確保等に関する法律（昭和35年法律第145号）第2条第17項に規定する治験（以下「治験」という。）に係る診療において，当該治験の対象とされる薬物を使用する場合その他厚生労働大臣が定める場合においては，この限りでない。

2　歯科医師である保険医は，厚生労働大臣の定める歯科材料以外の歯科材料を歯冠修復及び欠損補綴において使用してはならない。ただし，治験に係る診療において，当該治験の対象とされる機械器具等を使用する場合その他厚生労働大臣が定める場合においては，この限りでない。

（健康保険事業の健全な運営の確保）

第19条の2　保険医は，診療に当たつては，健康保険事業の健全な運営を損なう行為を行うことのないよう努めなければならない。

（特定の保険薬局への誘導の禁止）

第19条の3　保険医は，処方箋の交付に関し，患者に対して特定の保険薬局において調剤を受けるべき旨の指示等を行つてはならない。

2　保険医は，処方箋の交付に関し，患者に対して特定の保険薬局において調剤を受けるべき旨の指示等を行うことの対償として，保険薬局から金品その他の財産上の利益を収受してはならない。

（指定訪問看護事業との関係）

第19条の4　医師である保険医は，患者から訪問看護指示書の交付を求められ，その必要があると認めた場合には，速やかに，当該患者の選定する訪問看護ステーション（指定訪問看護事業者が当該指定に係る訪問看護事業を行う事業所をいう。以下同じ。）に交付しなければならない。

2　医師である保険医は，訪問看護指示書に基づき，適切な訪問看護が提供されるよう，訪問看護ステーション及びその従業者からの相談に際しては，当該指定訪問看護を受ける者の療養上必要な事項について適切な注意及び指導を行わなければならない。

（診療の具体的方針）

第20条 医師である保険医の診療の具体的方針は，前12条の規定によるほか，次に掲げるところによるものとする。

一 診察

イ 診察は，特に患者の職業上及び環境上の特性等を顧慮して行う。

ロ 診察を行う場合は，患者の服薬状況及び薬剤服用歴を確認しなければならない。ただし，緊急やむを得ない場合については，この限りではない。

ハ 健康診断は，療養の給付の対象として行つてはならない。

ニ 往診は，診療上必要があると認められる場合に行う。

ホ 各種の検査は，診療上必要があると認められる場合に行う。

ヘ ホによるほか，各種の検査は，研究の目的をもつて行つてはならない。ただし，治験に係る検査については，この限りでない。

二 投薬

イ 投薬は，必要があると認められる場合に行う。

ロ 治療上1剤で足りる場合には1剤を投与し，必要があると認められる場合に2剤以上を投与する。

ハ 同一の投薬は，みだりに反覆せず，症状の経過に応じて投薬の内容を変更する等の考慮をしなければならない。

ニ 投薬を行うに当たつては，医薬品，医療機器等の品質，有効性及び安全性の確保等に関する法律第14条の4第1項各号に掲げる医薬品（以下「新医薬品等」という。）とその有効成分，分量，用法，用量，効能及び効果が同一性を有する医薬品として，同法第14条又は第19条の2の規定による製造販売の承認（以下「承認」という。）がなされたもの（ただし，同法第14条の4第1項第2号に掲げる医薬品並びに新医薬品等に係る承認を受けている者が，当該承認に係る医薬品と有効成分，分量，用法，用量，効能及び効果が同一であつてその形状，有効成分の含量又は有効成分以外の成分若しくはその含量が異なる医薬品に係る承認を受けている場合における当該医薬品を除く。）（以下「後発医薬品」という。）の使用を考慮するとともに，患者に後発医薬品を選択する機会を提供すること等患者が後発医薬品を選択しやすくするための対応に努めなければならない。

ホ 栄養，安静，運動，職場転換その他療養上の注意を行うことにより，治療の効果を挙げることができると認められる場合は，これらに関し指導を

行い，みだりに投薬をしてはならない。

　ヘ　投薬量は，予見することができる必要期間に従つたものでなければならない。この場合において，厚生労働大臣が定める内服薬及び外用薬については当該厚生労働大臣が定める内服薬及び外用薬ごとに1回14日分，30日分又は90日分を限度とする。

　ト　注射薬は，患者に療養上必要な事項について適切な注意及び指導を行い，厚生労働大臣の定める注射薬に限り投与することができることとし，その投与量は，症状の経過に応じたものでなければならず，厚生労働大臣が定めるものについては当該厚生労働大臣が定めるものごとに1回14日分，30日分又は90日分を限度とする。

三　処方箋の交付

　イ　処方箋の使用期間は，交付の日を含めて4日以内とする。ただし，長期の旅行等特殊の事情があると認められる場合は，この限りでない。

　ロ　イの規定にかかわらず，リフィル処方箋（保険医が診療に基づき，別に厚生労働大臣が定める医薬品以外の医薬品を処方する場合に限り，複数回（3回までに限る。）の使用を認めた処方箋をいう。以下同じ。）の2回目以降の使用期間は，直近の当該リフィル処方箋の使用による前号への必要期間が終了する日の前後7日以内とする。

　ハ　イ及びロによるほか，処方箋の交付に関しては，前号に定める投薬の例による。ただし，当該処方箋がリフィル処方箋である場合における同号の規定の適用については，同号へ中「投薬量」とあるのは，「リフィル処方箋の1回の使用による投薬量及び当該リフィル処方箋の複数回の使用による合計の投薬量」とし，同号へ後段の規定は，適用しない。

四　注射

　イ　注射は，次に掲げる場合に行う。

　　(1) 経口投与によつて胃腸障害を起すおそれがあるとき，経口投与をすることができないとき，又は経口投与によつては治療の効果を期待することができないとき。

　　(2) 特に迅速な治療の効果を期待する必要があるとき。

　　(3) その他注射によらなければ治療の効果を期待することが困難であるとき。

　ロ　注射を行うに当たつては，後発医薬品の使用を考慮するよう努めなけれ

ばならない。

ハ　内服薬との併用は，これによつて著しく治療の効果を挙げることが明らかな場合又は内服薬の投与だけでは治療の効果を期待することが困難である場合に限つて行う。

ニ　混合注射は，合理的であると認められる場合に行う。

ホ　輸血又は電解質若しくは血液代用剤の補液は，必要があると認められる場合に行う。

五　手術及び処置

イ　手術は，必要があると認められる場合に行う。

ロ　処置は，必要の程度において行う。

六　リハビリテーション

リハビリテーションは，必要があると認められる場合に行う。

六の2　居宅における療養上の管理等

居宅における療養上の管理及び看護は，療養上適切であると認められる場合に行う。

七　入院

イ　入院の指示は，療養上必要があると認められる場合に行う。

ロ　単なる疲労回復，正常分べん又は通院の不便等のための入院の指示は行わない。

ハ　保険医は，患者の負担により，患者に保険医療機関の従業者以外の者による看護を受けさせてはならない。

（歯科診療の具体的方針）

第21条　〈略〉

（診療録の記載）

第22条　保険医は，患者の診療を行つた場合には，遅滞なく，様式第1号又はこれに準ずる様式の診療録に，当該診療に関し必要な事項を記載しなければならない。

（処方箋の交付）

第23条　保険医は，処方箋を交付する場合には，様式第2号若しくは第2号の2

又はこれに準ずる様式の処方箋に必要な事項を記載しなければならない。

2　保険医は，リフィル処方箋を交付する場合には，様式第2号又はこれに準ずる様式の処方箋にその旨及び当該リフィル処方箋の使用回数の上限を記載しなければならない。

3　保険医は，その交付した処方箋に関し，保険薬剤師から疑義の照会があつた場合には，これに適切に対応しなければならない。

（適正な費用の請求の確保）

第23条の2　保険医は，その行つた診療に関する情報の提供等について，保険医療機関が行う療養の給付に関する費用の請求が適正なものとなるよう努めなければならない。

第3章　雑則

〈略〉

様式第1号（1）の1（第22条関係）

診　療　録

公費負担者番号					保険者番号				

公費負担医療の受給者番号				被保険者証被保険者手帳	記号・番号	・ （枝番）

<table>
<tr><td rowspan="7">受診者</td><td colspan="2">氏　名</td><td rowspan="2" colspan="2"></td><td rowspan="7">被保険者証被保険者手帳</td><td>有効期限</td><td>令和　　　年　　月　　　日</td></tr>
<tr><td>被保険者氏名</td><td></td></tr>
<tr><td rowspan="2">生年月日</td><td>明大昭平令</td><td>年　　月　　日生</td><td>男・女</td><td rowspan="2">資格取得</td><td>昭和平成令和　　　年　　月　　日</td></tr>
<tr><td rowspan="3">事業所（船舶所有者）</td><td>所在地</td><td>電話　　　　局　　　番</td></tr>
<tr><td rowspan="2">住　所</td><td colspan="3">電話　　　局　　　番</td><td>名　称</td><td></td></tr>
<tr><td rowspan="2">保険者</td><td>所在地</td><td>電話　　　局　　　番</td></tr>
<tr><td>職　業</td><td>被保険者との続柄</td><td></td><td>名　称</td><td></td></tr>
</table>

傷　病　名	職務	開　始	終　了	転　　帰	期間満了予定日
	上・外	年月日	年月日	治ゆ・死亡・中止	年月日
	上・外	年月日	年月日	治ゆ・死亡・中止	年月日
	上・外	年月日	年月日	治ゆ・死亡・中止	年月日
	上・外	年月日	年月日	治ゆ・死亡・中止	年月日
	上・外	年月日	年月日	治ゆ・死亡・中止	年月日
	上・外	年月日	年月日	治ゆ・死亡・中止	年月日
	上・外	年月日	年月日	治ゆ・死亡・中止	年月日

傷　病　名	労　務　不　能　に　関　す　る　意　見		入　院　期　間
	意見書に記入した労務不能期間	意　見　書　交　付	
	自　月　日至　月　日　日間	年　　月　　日	自　月　日至　月　日　日間
	自　月　日至　月　日　日間	年　　月　　日	自　月　日至　月　日　日間
	自　月　日至　月　日　日間	年　　月　　日	自　月　日至　月　日　日間

業務災害、複数業務要因災害又は通勤災害の疑いがある場合は、その旨	

備考		公費負担者番号				
		公費負担医療の受給者番号				

様式第1号（1）の2（第22条関係）

既往症・原因・主要症状・経過等	処　方　・　手　術　・　処　置　等

様式第1号（1）の3（第22条関係）

診　療　の　点　数　等											
種別＼月日											備考
点　　数											
負担金徴収額											
食事療養算定額											
標準負担額											

参考資料1　181

様式第2号（第23条関係）

処 方 箋

（この処方箋は、どの保険薬局でも有効です。）

公費負担者番号								保険者番号							
公費負担医療 の受給者番号								被保険者証・被保険 者手帳の記号・番号			・			（枝番）		

患者	氏　名			保険医療機関の 所在地及び名称		
	生年月日	明 大 昭 平 令	年　月　日	男・女	電話番号	
					保険医氏名	㊞
	区　分	被保険者	被扶養者	都道府県番号　点数表番号　医療機関コード		

交付年月日	令和　　年　　月　　日	処方箋の 使用期間	令和　　年　　月　　日	特に記載のある場合を除き、交付の日を含めて4日以内に保険薬局に提出すること。

処 方	変更不可 （医療上必要）　患者希望	個々の処方薬について、医療上の必要性があるため、後発医薬品（ジェネリック医薬品）への変更に差し支えがあると判断した場合には、「変更不可」欄に「レ」又は「×」を記載し、「保険医署名」欄に署名又は記名・押印すること。また、患者の希望を踏まえ、先発医薬品を処方した場合には、「患者希望」欄に「レ」又は「×」を記載すること。 リフィル可　□　（　　回）

備 考	保険医署名	「変更不可」欄に「レ」又は「×」を記載した場合は、署名又は記名・押印すること。
	保険薬局が調剤時に残薬を確認した場合の対応（特に指示がある場合は「レ」又は「×」を記載すること。） □保険医療機関へ疑義照会した上で調剤　　　□保険医療機関へ情報提供	

調剤実施回数（調剤回数に応じて、□に「レ」又は「×」を記載するとともに、調剤日及び次回調剤予定日を記載すること。）
□1回目調剤日（　　年　　月　　日）　□2回目調剤日（　　年　　月　　日）　□3回目調剤日（　　年　　月　　日）
　次回調剤予定日（　　年　　月　　日）　　　次回調剤予定日（　　年　　月　　日）

調剤済年月日	令和　　年　　月　　日	公費負担者番号	
保険薬局の所在地 及　び　名　称 保険薬剤師氏名	㊞	公費負担医療の 受給者番号	

備考　1．「処方」欄には、薬名、分量、用法及び用量を記載すること。
　　　2．この用紙は、A列5番を標準とすること。
　　　3．療養の給付及び公費負担医療に関する費用の請求に関する命令（昭和51年厚生省令第36号）第1条の公費負担医療については、「保険医療機関」とあるのは「公費負担医療の担当医療機関」と、「保険医氏名」とあるのは「公費負担医療の担当医氏名」と読み替えるものとすること。

様式第2号の2（第23条関係）

処　方　箋

（この処方箋は、どの保険薬局でも有効です。）

分割指示に係る処方箋　　＿分割の＿回目

| 公費負担者番号 | | | | | | | | 保険者番号 | | | | | | | |

| 公費負担医療
の受給者番号 | | | | | | | | 被保険者証・被保険
者手帳の記号・番号 | ・ | | （枝番） |

患者	氏　名		保険医療機関の 所在地及び名称	
	生年月日	明 大 昭 平 令　　年　月　日　男・女	電話番号 保険医氏名	㊞
	区　分	被保険者　　　被扶養者	都道府県番号 ＿ 点数表番号 ＿ 医療機関コード	

| 交付年月日 | 令和　　年　　月　　日 | 処方箋の
使用期間 | 令和　年　月　日 | 特に記載のある場合を除き、交付の日を含めて4日以内に保険薬局に提出すること。 |

処方	変更不可 （医療上必要）	患者希望	個々の処方薬について、医療上の必要性があるため、後発医薬品（ジェネリック医薬品）への変更に差し支えがあると判断した場合には、「変更不可」欄に「レ」又は「×」を記載し、「保険医署名」欄に署名又は記名・押印すること。また、患者の希望を踏まえ、先発医薬品を処方した場合には、「患者希望」欄に「レ」又は「×」を記載すること。

	保険医署名	「変更不可」欄に「レ」又は「×」を記載した場合は、署名又は記名・押印すること。

備考

保険薬局が調剤時に残薬を確認した場合の対応（特に指示がある場合は「レ」又は「×」を記載すること。）
□保険医療機関へ疑義照会した上で調剤　　　　□保険医療機関へ情報提供

| 調剤済年月日 | 令和　　年　　月　　日 | 公費負担者番号 | | | | | | | |

| 保険薬局の所在
地及び名称
保険薬剤師氏名 | ㊞ | 公費負担医療の
受給者番号 | | | | | | | |

備考 1.　「処方」欄には、薬名、分量、用法及び用量を記載すること。

　　 2.　この用紙は、A列5番を標準とすること。

　　 3.　療養の給付及び公費負担医療に関する費用の請求に関する命令（昭和51年厚生省令第36号）第1条の公費負担医療については、「保険医療機関」とあるのは「公費負担医療の担当医療機関」と、「保険医氏名」とあるのは「公費負担医療の担当医師氏名」と読み替えるものとすること。

参考資料1　　183

様式第2号の2

分 割 指 示 に 係 る 処 方 箋 （ 別 紙 ）

（発行保険医療機関情報）
処方箋発行医療機関の保険薬局からの連絡先

電話番号＿＿＿＿＿＿＿＿＿＿　　ＦＡＸ番号＿＿＿＿＿＿＿＿＿＿
その他の連絡先＿＿＿＿＿＿＿＿＿

（受付保険薬局情報）

　　　1回目を受け付けた保険薬局

　　　名称　＿＿＿＿＿＿＿＿＿＿＿＿＿＿＿＿

　　　所在地　＿＿＿＿＿＿＿＿＿＿＿＿＿＿＿

　　　保険薬剤師氏名　＿＿＿＿＿＿＿　㊞

　　　調剤年月日　＿＿＿＿＿＿＿＿＿＿

　　　2回目を受け付けた保険薬局

　　　名称　＿＿＿＿＿＿＿＿＿＿＿＿＿＿＿＿

　　　所在地　＿＿＿＿＿＿＿＿＿＿＿＿＿＿＿

　　　保険薬剤師氏名　＿＿＿＿＿＿＿　㊞

　　　調剤年月日　＿＿＿＿＿＿＿＿＿＿

　　　3回目を受け付けた保険薬局

　　　名称　＿＿＿＿＿＿＿＿＿＿＿＿＿＿＿＿

　　　所在地　＿＿＿＿＿＿＿＿＿＿＿＿＿＿＿

　　　保険薬剤師氏名　＿＿＿＿＿＿＿　㊞

　　　調剤年月日　＿＿＿＿＿＿＿＿＿＿

参考資料2　厚生労働大臣が指定する病院の病棟における
療養に要する費用の額の算定方法の一部改正等に伴う
実施上の留意事項について　抜粋

令和6年3月21日，保医発0321第6号

第1　DPC対象患者について

1　DPC対象患者は，算定告示に定める診断群分類点数表に掲げる分類区分（以下「診断群分類区分」という。）に該当する入院患者とする。

2　1にかかわらず，次に掲げる患者に係る療養の給付に要する費用の額は，診療報酬の算定方法（平成20年厚生労働省告示第59号）別表第一医科診療報酬点数表（以下，「医科点数表」という。）若しくは別表第二歯科診療報酬点数表（以下「歯科点数表」という。），入院時食事療養に係る食事療養及び入院時生活療養費に係る生活療養の費用の額の算定に関する基準（平成18年厚生労働省告示第99号）又は保険外併用療養費に係る療養についての費用の額の算定方法（平成18年厚生労働省告示第496号）により算定する。

(1)　当該病院に入院した後24時間以内に死亡した患者又は生後1週間以内に死亡した新生児

(2)　厚生労働大臣が定める評価療養，患者申出療養及び選定療養（平成18年厚生労働省告示第495号）第1条各号に規定する評価療養又は第1条の2に規定する患者申出療養を受ける患者

(3)　臓器の移植術を受ける患者であって，医科点数表のうち次の区分番号の点数を算定するもの

　　ア　K014　皮膚移植術（生体・培養）

　　イ　K014-2　皮膚移植術（死体）

　　ウ　K514-4　同種死体肺移植術

　　エ　K514-6　生体部分肺移植術

　　オ　K605-2　同種心移植術

　　カ　K605-4　同種心肺移植術

　　キ　K697-5　生体部分肝移植術

　　ク　K697-7　同種死体肝移植術

　　ケ　K709-3　同種死体膵移植術

コ	K709-5　同種死体膵腎移植術
サ	K709-6　同種死体膵島移植術
シ	K716-4　生体部分小腸移植術
ス	K716-6　同種死体小腸移植術
セ	K780　同種死体腎移植術
ソ	K780-2　生体腎移植術
タ	K922　造血幹細胞移植

(4) 医科点数表のうち次に掲げる区分番号の点数を算定する患者

ア　A106　障害者施設等入院基本料

イ　A304　地域包括医療病棟入院料

ウ　A306　特殊疾患入院医療管理料

エ　A308　回復期リハビリテーション病棟入院料

オ　A308-3　地域包括ケア病棟入院料(地域包括ケア病棟入院料1から4まで及び地域包括ケア入院医療管理料1から4までのいずれかを算定する直前に療養に要する費用の額を算定告示別表により算定していた患者を除く。)

カ　A309　特殊疾患病棟入院料

キ　A310　緩和ケア病棟入院料

ク　A319　特定機能病院リハビリテーション病棟入院料

ケ　A400　短期滞在手術等基本料（短期滞在手術等基本料1に限る。）

(5) 厚生労働大臣が指定する病院の病棟における療養に要する費用の額の算定方法第一項第五号の規定に基づき厚生労働大臣が別に定める者（平成24年厚生労働省告示第140号。以下「五号告示」という。）に該当する患者

(6) 以下のいずれかに該当する病院の病棟に入院する患者

ア　月平均の入院患者数が，医療法（昭和23年法律第205号）の規定に基づき許可を受け，若しくは届出をし，又は承認を受けた病床数に100分の105を乗じて得た数以上である病院

イ　医師又は歯科医師の員数が医療法第21条第1項第1号又は第22条の2第1号の規定により有しなければならないこととされている員数に100分の70を乗じて得た数以下である病院

3　診断群分類区分に該当しない患者の診療報酬は，医科点数表若しくは歯科点数表，入院時食事療養費に係る食事療養及び入院時生活療養費に係る生活

療養の費用の額の算定に関する基準又は保険外併用療養費に係る療養についての費用の額の算定方法により算定する。

第2　診断群分類区分等について
1　診断群分類区分の適用の考え方
(1)　入院患者に対する診断群分類区分の該当の有無は，厚生労働大臣が定める傷病名，手術，処置等及び定義副傷病名（平成20年厚生労働省告示第95号。以下「定義告示」という。）に定める傷病名，手術，処置等及び定義副傷病名等から，診断群分類定義樹形図（以下「ツリー図」という。）（別添1）及び診断群分類定義表（以下「定義テーブル」という。）（別添2）に基づき主治医が判断すること。

ツリー図は，定義テーブルに定める診断群分類ごとに，手術，処置等又は定義副傷病の有無等に応じた分岐及び当該分岐ごとに設定された14桁のコード（以下「DPCコード」という。）で構成され，DPCコードのうち，診断群分類区分に該当する分岐の14桁のコード（診断群分類点数表に定める診断群分類番号を指す。）を実線で，診断群分類区分に該当しない分岐の14桁コード（以下「医科点数表算定コード」という。）を点線で表したものであり，主治医はこれに基づき適切なDPCコードを選択するものとする。

なお，診断群分類区分に該当しないと判断された患者等，診断群分類点数表により診療報酬を算定しない患者については，医科点数表に基づき算定することとなった理由を診療報酬明細書の摘要欄に記載し，当該患者のうち以下に該当するものに限り，併せてDPCコードを記載すること。

①　五号告示第二号に該当した患者

②　診断群分類点数表に定める入院日Ⅲを超えた患者

③　医科点数表算定コードに該当する患者

④　A308-3地域包括ケア病棟入院料を届け出る病棟に転棟した患者

(2)　「傷病名」は，入院期間において治療の対象となった傷病のうち医療資源を最も投入した傷病（医療資源を最も投入した傷病が確定していない場合にあっては，入院の契機となった傷病）について，主治医が疾病及び関連保健問題の国際統計分類ICD-10（2013年版）に準拠した平成27年総務省告示第35号（統計法第28条第1項の規定に基づく疾病，傷害及び死因

に関する分類の「(1) 基本分類表」（以下「ICD-10」という。）から選択すること。

　　ただし，ICD-10のうち以下のものについては，選択しないこと。
- 詳細不明の寄生虫症（B89）
- 他章に分類される疾患の原因である連鎖球菌及びブドウ球菌（B95）からその他及び詳細不明の感染症（B99）まで
- 心拍の異常（R00）からその他の診断名不明確及び原因不明の死亡（R99）まで（鼻出血（R04.0），喀血（R04.2），気道のその他の部位からの出血（R04.8），気道からの出血，詳細不明（R04.9），熱性けいれん＜痙攣＞（R56.0），限局性発汗過多＜多汗＞（症）（R61.0），全身性発汗過多＜多汗＞（症）（R61.1），発汗過多＜多汗＞（症），詳細不明（R61.9）及びブドウ糖負荷試験異常（R73.0）を除く。）

　　また，独立した（原発性）多部位の悪性新生物＜腫瘍＞（C97），及び部位不明の表在損傷（T14.0）から損傷，詳細不明（T14.9）までについては選択せず，主たる部位のICD-10を選択すること。

(3) 　手術等が実施されていない期間に診断群分類区分の適用を判断する場合には，予定されている手術等（入院診療計画等により確認できるものに限る。）を勘案した上で診断群分類区分の適用を判断すること。

(4) 　一の入院期間において複数の傷病に対して治療が行われた場合においても，一の診断群分類区分を決定すること。

(5) 　同一の傷病に対して複数の手術等が行われた場合等においても，一の診断群分類区分を決定するものとし，当該診断群分類区分を決定するに当たっては，次の点に留意すること。

　　入院中に，定義告示に掲げる複数の手術等の診療行為が行われ，同一疾患内の複数のDPCコードに該当する可能性がある場合の取扱いについては，「手術」，「手術・処置等1」，「手術・処置等2」及び「定義副傷病」の全ての項目において，ツリー図において，下に掲げるDPCコードを優先して選択すること。

(6) 　医科点数表において「区分番号K○○○の○○術に準じて算定する」と規定されている手術について診断群分類区分を決定するに当たっては，準用元の手術で判断すること。

(7) 　主治医による診断群分類区分の適用の決定は，患者の退院（DPC算定

対象となる病棟等以外の病棟等への転棟を含む。）時に行うものとする。

2 診断群分類点数表の入院期間等

(1) 診断群分類点数表の入院期間

診断群分類点数表の入院期間は，同表に掲げる入院日（日）に応じ，以下によるものとする。

① 入院期間Ⅰ：入院日Ⅰに掲げる日数以下の期間

② 入院期間Ⅱ：入院日Ⅰに掲げる日数を超え入院日Ⅱに掲げる日数以下の期間

③ 入院期間Ⅲ：入院日Ⅱに掲げる日数を超え入院日Ⅲに掲げる日数以下の期間

(2) 定義副傷病

① 定義副傷病は，手術あり・なし別に，定義テーブルの定義副傷病欄のフラグによるものとする。なお，フラグは以下のとおり定義する。

ア 手術あり・なし共通の定義副傷病（定義副傷病欄フラグ1）

イ 手術なしの場合の定義副傷病（定義副傷病欄フラグ2）

ウ 手術ありの場合の定義副傷病（定義副傷病欄フラグ3）

② 定義副傷病は，入院時併存症（入院当初に患者が既に有する傷病）及び入院後発症傷病（入院後に発症した傷病）の両方を含むものである（疑い病名を除く。）。

3 用語等

(1) 「JCS」はJapan Coma Scaleの略である。なお，該当するJCSは，DPC算定対象となる病棟等への入院等の時点で判断するものとする。ただし，入院等後に当該病棟等において発症した傷病が医療資源を最も投入した傷病となる場合は，当該傷病の発症時に判断する。

(2) 「GAF」はGlobal Assessment of Functioningの略称である。

(3) 「15歳以上」等の年齢については，診断群分類区分が適用される入院時の年齢による。

(4) 定義告示中の「手術」の欄において「＋」により複数の手術が並列されている手術は，同一入院期間中に並列された全ての手術が実施された場合に該当するものとする。

(5) 定義告示及び算定告示中の手術，処置等の定義は，次に掲げるものを除き，医科点数表の区分によるものとする。

① 「化学療法」とは，悪性腫瘍に対する抗腫瘍用薬，ホルモン療法，免疫療法等の抗腫瘍効果を有する薬剤の使用（当該入院中に処方されたものに限ることとし，手術中の使用及び外来又は退院時に処方されたものは含まない。）をいい，抗生剤のみの使用及びG-CSF製剤，鎮吐剤等の副作用に係る薬剤のみの使用等は含まない。

② 「放射線療法」とは，医科点数表第2章第12部に掲げる放射線治療（血液照射を除く。）をいう。

(6) 「電気生理学的検査」とは，医科点数表第2章第3部に掲げる検査のうち，特定保険医療材料及びその材料価格（材料価格基準）（平成20年厚生労働省告示第61号。以下「材料価格基準」という。）別表Ⅱ区分114（2）に掲げる保険医療材料を，「050070 頻脈性不整脈」では3本以上，「050210 徐脈性不整脈」では2本以上使用して実施した電気生理学的検査をいう。

(7) 「動注化学療法」とは，医科点数表第2章第6部に掲げる注射のうちG002 動脈注射により化学療法を実施することをいう。

(8) 手術あり・なしにおける「手術」とは，医科点数表第2章第10部に掲げる手術（手術等管理料及び輸血管理料を除く。）をいう。

(9) 「全身麻酔」とは，医科点数表第2章第11部に掲げる麻酔のうち，L007 開放点滴式全身麻酔及びL008 マスク又は気管内挿管による閉鎖循環式全身麻酔をいう。

(10) 「メトトレキサート大量療法（骨肉腫によるもの）」とは，骨肉腫に対してメトトレキサート5g以上を投与する化学療法をいい，「メトトレキサート大量療法（非ホジキンリンパ腫に対するもの）」とは，非ホジキンリンパ腫に対してメトトレキサート1g以上を投与する化学療法をいう。

(11) 「神経ブロック（局所麻酔剤又はボツリヌス毒素）神経根ブロック」，「神経ブロック（局所麻酔剤又はボツリヌス毒素）腰部硬膜外ブロック」及び「神経ブロック（局所麻酔剤又はボツリヌス毒素）仙骨部硬膜外ブロック」とは，医科点数表第2章第11部に掲げる麻酔のうち，L100 神経ブロック（局所麻酔剤又はボツリヌス毒素使用）の「1」の神経根ブロック，「2」の腰部硬膜外ブロック及び「5」の仙骨部硬膜外ブロックをいう。

(12) 060350 急性膵炎，被包化壊死における重症度等の「重症」とは，急性膵炎の重症度判定基準（2008年改訂）（厚生労働科学研究費補助金難治性

疾患克服研究事業 難治性膵疾患に関する調査研究班）により重症（予後因子3点以上又は造影CT grade 2以上）として判定される病態をいう。なお，重症度が判定できない「不明」の場合にあっては，「軽症」の診断群分類区分を選択するものとする。

(13) 定義告示における慢性肝炎等の分類中に規定するインターフェロンβの「一定期間以上投与した場合に限る。」とは，一入院期間中における7日以上の投与をいい，連続7日以上の投与に限るものではない。

(14) 010060 脳梗塞における重症度等の発症時期は，診断群分類区分の適用開始時を起点として選択するものとする。なお，診断群分類区分の適用開始後に発症した場合は，発症後3日目以内を選択すること。

(15) 040080 肺炎等における病態等分類の「市中肺炎」への該当の有無は，主治医の判断によるものとするが，肺炎のうち以下に該当しないものを市中肺炎の例として示すので，参考にすること。

- 入院48時間以降に病院内で発症した肺炎
- 重篤な免疫抑制状態
- 老人施設と長期療養施設で発症した肺炎
- 慢性下気道感染症の急性増悪

また，重症度等の「A-DROPスコア」とは，以下の5項目のうち入院時（入院中に発生した場合は発症時）の状態に該当する項目の合計数をいう。

- 男性70歳以上，女性75歳以上
- BUN 21mg/dL以上又は脱水あり
- SpO_2 90%以下（PaO_2 60Torr以下）
- 意識障害あり
- 血圧（収縮期）90mmHg以下

(16) 120170 早産，切迫早産における「年齢，出生時体重等の妊娠週数」とは，入院時の妊娠週数をいう。なお，「妊娠週数34週以上」には妊娠週数が不明の場合等を含む。

(17) 100250 下垂体機能低下症における「内分泌負荷試験 下垂体前葉負荷試験」とは，医科点数表第2章第3部に掲げる検査のうち，D287 内分泌負荷試験の「1」の下垂体前葉負荷試験をいう。

(18) 「他の病院・診療所の病棟からの転院」とは，入院経路が「他の病院・診療所の病棟からの転院」の場合をいう。なお，特別な関係にある医療機

関からの転院を含む。

(19) 120260分娩の異常における「分娩時出血量」とは，「入院前1週間以内に分娩あり」又は「入院中の分娩あり」の場合の分娩時出血量をいう。なお，「入院周辺の分娩の有無」が「その他」の場合又は分娩時出血量が不明である場合は，「2,000mL未満」を選択すること。

(20) 060300肝硬変（胆汁性肝硬変を含む。）における重症度等の「Child-Pugh分類」については，一入院期間において医学的に最も重症度が高いと考えられる時点での状態に基づき，下表に掲げる5項目の合計点により選択するものとする。なお，各項目について，判定できない「不明」の場合にあっては，「1点」として計上するものとする。

項目	評点		
	1点	2点	3点
T-Bil（mg/dL）	< 2.0	2.0～3.0	3.0 <
Alb（g/dL）	3.5 <	2.8～3.5	< 2.8
腹水	なし	少量	中等量
脳症	なし	軽症	ときどき昏睡
PT（%）	70 <	40～70	< 40

第3　費用の算定方法

1　診療報酬の算定

(1) 診断群分類点数表等による1日当たりの診療報酬は，患者の入院期間に応じて，診断群分類点数表の「点数（点）」欄に掲げる点数に医療機関別係数を乗じて得た点数に基づき算定する。

各月の診療報酬は，1日当たりの診療報酬に当該月の入院日数を乗じて得た点数に基づき算定する。この場合において，月ごとの合計点数に端数が生じた場合には，当該点数の小数点以下第1位を四捨五入するものとする。

(2) 医療機関別係数

医療機関別係数は，厚生労働大臣が指定する病院の病棟並びに厚生労働大臣が定める病院，基礎係数，機能評価係数Ⅰ，機能評価係数Ⅱ，救急補正係数及び激変緩和係数（平成24年厚生労働省告示第165号。以下「係数告示」という。）に定める基礎係数，機能評価係数Ⅰ，機能評価係数Ⅱ，

救急補正係数及び激変緩和係数を合算したものとする。

・　機能評価係数Ⅰの算定方法

　　機能評価係数Ⅰの算定については，基本診療料の施設基準等及びその届出に関する手続きの取扱いについて（令和6年3月5日保医発0305第5号）に基づき，地方厚生（支）局長に届出を行い，各月の末日までに要件審査を終え，届出を受理した場合は，翌月の1日から合算する。また，月の最初の開庁日に要件審査を終え，届出を受理した場合には当該月の1日から合算する。

　　ただし，機能評価係数Ⅰの算定については，係数告示に定める病院のDPC算定対象となる病棟等における医科点数表の届出に基づく診療料について算定することとし，DPC算定対象となる病棟等以外の病棟等における医科点数表の届出に基づく診療料については算定できないものとする。

　　なお，次に掲げる機能評価係数Ⅰの適用日は，他の機能評価係数Ⅰの適用日と取扱いが異なるので十分に留意すること。

ア　地域医療支援病院入院診療加算

　　A204地域医療支援病院入院診療加算については，当該病院が月の初日に医療法第4条第1項の規定により地域医療支援病院として都道府県知事の承認を受けた場合は同日より，月の途中に当該承認を受けた場合は翌月1日より，新たに入院した患者であるか否かにかかわらず入院中の全ての患者に対して加算することができる。

イ　紹介受診重点医療機関入院診療加算

　　A204-3紹介受診重点医療機関入院診療加算については，当該病院が月の初日に医療法第30条の18の4第1項第2号の規定により同法第30条の18の2第1項第1号の厚生労働省令で定める外来医療を提供する基幹的な病院として都道府県により公表された場合は同日より，月の途中に当該公表がなされた場合は翌月1日より，新たに入院した患者であるか否かにかかわらず入院中の全ての患者に対して加算することができる。

ウ　データ提出加算

　　A245データ提出加算については，当該加算が算定可能な月に限り，加算することができる。

参考資料2　193

(3) 診断群分類点数表等により算定される診療報酬

　　診断群分類点数表には，医科点数表に掲げる費用のうち，①に掲げる費用（②に掲げる点数の費用を除く。）が含まれるものとする。なお，②に掲げる点数の費用のほか，診断群分類点数表に含まれていない費用については，医科点数表又は歯科点数表により算定する。

① 診断群分類点数表に含まれる費用

　ア 第1章第2部第1節　入院基本料

　イ 第1章第2部第2節　入院基本料等加算

　ウ 第1章第2部第4節　短期滞在手術等基本料

　エ 第2章第1部　医学管理等の費用

　オ 第2章第3部　検査の費用

　カ 第2章第4部　画像診断の費用

　キ 第2章第5部　投薬の費用

　ク 第2章第6部　注射の費用

　ケ 第2章第7部第2節　薬剤料

　コ 第2章第8部第2節　薬剤料

　サ 第2章第9部　処置の費用

　シ 第2章第13部第1節　病理標本作製料

② ①に掲げる費用から除かれる費用

　ア 入院基本料のうち，A100 一般病棟入院基本料の注4 重症児（者）受入連携加算及び注5 救急・在宅等支援病床初期加算，A104 特定機能病院入院基本料の注5 看護必要度加算及び注10 入院栄養管理体制加算並びにA105 専門病院入院基本料の注3 看護必要度加算及び注4 一般病棟看護必要度評価加算の費用

　イ 入院基本料等加算のうち，A200-2 急性期充実体制加算，A204-2 臨床研修病院入院診療加算，A205 救急医療管理加算からA206 在宅患者緊急入院診療加算まで，A207-3 急性期看護補助体制加算の注4 看護補助体制充実加算，A208 乳幼児加算・幼児加算からA213 看護配置加算まで，A214 看護補助加算の注4 看護補助体制充実加算，A219 療養環境加算からA233-2 栄養サポートチーム加算まで，A234-3 患者サポート体制充実加算からA242-2 術後疼痛管理チーム加算まで，A243-2 バイオ後続品使用体制加算，A244 病棟薬剤業務実施加算（2

に限る。），A246 入退院支援加算からA251 排尿自立支援加算まで及びA253 協力対象施設入所者入院加算の費用

ウ 短期滞在手術等基本料のうち，A400 短期滞在手術等基本料（1に限る。）の費用

エ 医学管理等の費用のうち，B000 特定疾患療養管理料からB001-3-3 生活習慣病管理料（Ⅱ）まで及びB001-6 肺血栓塞栓症予防管理料からB015 精神科退院時共同指導料までの費用

オ 検査の費用のうち，D206 心臓カテーテル法による諸検査，D295 関節鏡検査からD325 肺臓カテーテル法，肝臓カテーテル法，膵臓カテーテル法まで及びD401 脳室穿刺からD419-2 眼内液（前房水・硝子体液）検査までの費用

カ 画像診断の費用のうち，通則第4号及び第6号に規定する画像診断管理加算1並びに通則第5号及び第7号に規定する画像診断管理加算2，画像診断管理加算3及び画像診断管理加算4並びにE003 造影剤注入手技（3のイ（注1及び注2を含む。）に限る。）の費用

キ 注射の費用のうち，G020 無菌製剤処理料の費用

ク 処置の費用のうち，J001 熱傷処置（5に限る。），J003 局所陰圧閉鎖処置（入院），J003-3 局所陰圧閉鎖処置（腹部開放創），J003-4 多血小板血漿処置，J007-2 硬膜外自家血注入，J010-2 経皮的肝膿瘍等穿刺術，J017 エタノールの局所注入，J017-2 リンパ管腫局所注入，J027 高気圧酸素治療，J034-3 内視鏡的結腸軸捻転解除術，J038 人工腎臓からJ042 腹膜灌流まで，J043-6 人工膵臓療法，J043-7 経会陰的放射線治療用材料局所注入，J045-2 一酸化窒素吸入療法，J047 カウンターショック，J047-2 心腔内除細動，J049 食道圧迫止血チューブ挿入法，J052-2 熱傷温浴療法，J054-2 皮膚レーザー照射療法，J062 腎盂内注入，J116-5 酵素注射療法，J118-4 歩行運動装置（ロボットスーツによるもの），J122 四肢ギプス包帯（4から6までに限る。ただし，既装着のギプス包帯をギプスシャーレとして切割使用した場合を除く。），J123 体幹ギプス包帯からJ128 脊椎側弯矯正ギプス包帯まで（既装着のギプス包帯をギプスシャーレとして切割使用した場合を除く。），J129 義肢採型法（2に限る。ただし，既装着のギプス包帯をギプスシャーレとして切割使用した場合を除く。）及びJ129-2 練習用仮義足

又は仮義手採型法（2に限る。ただし，既装着のギプス包帯をギプス
シャーレとして切割使用した場合を除く。）に掲げる処置料並びにJ038
に掲げる人工腎臓（1から3までに限る。）に当たって使用した保険医
療材料（材料価格基準別表Ⅱ区分040（1）及び（5）に掲げる材料に
限る。）並びにJ042 腹膜灌流（1に限る。）に当たって使用した薬剤
（腹膜灌流液に限る。）及び保険医療材料（材料価格基準別表Ⅱ区分
051から区分053までに掲げる材料に限る。）に係る費用

ケ 病理標本作製料のうち，N003 術中迅速病理組織標本作製の費用

コ HIV感染症の患者に使用する抗HIV薬に係る費用

サ 血友病等の患者に使用する遺伝子組換え活性型血液凝固第Ⅶ因子製
剤，遺伝子組換え型血液凝固第Ⅷ因子製剤，血液凝固第Ⅷ因子機能代
替製剤，遺伝子組換え型血液凝固第Ⅸ因子製剤，乾燥人血液凝固第Ⅷ
因子製剤，乾燥人血液凝固第Ⅸ因子製剤（活性化プロトロンビン複合
体及び乾燥人血液凝固因子抗体迂回活性複合体を含む。），乾燥濃縮人
血液凝固第Ⅹ因子加活性化第Ⅶ因子製剤，遺伝子組換えヒト von
Willebrand因子製剤及び抗TFPIモノクローナル抗体に係る費用

(4) 特定入院料の取扱い

医科点数表に掲げる特定入院料のうち，A300 救命救急入院料，A301
特定集中治療室管理料，A301-2 ハイケアユニット入院医療管理料，A301-
3 脳卒中ケアユニット入院医療管理料，A301-4 小児特定集中治療室管理
料，A302 新生児特定集中治療室管理料，A 302-2 新生児特定集中治療室
重症児対応体制強化管理料，A303 総合周産期特定集中治療室管理料，
A303-2 新生児治療回復室入院医療管理料，A305 一類感染症患者入院医
療管理料又はA307 小児入院医療管理料の算定要件を満たす患者について
は，当該病院が医科点数表に基づく届出を行っている場合には，特定入院
料を算定できる期間に応じ，算定告示別表4から別表6の表の右欄に掲げ
る点数を加算する。なお，当該点数を算定する際の包括範囲は，（3）に定
める範囲とし，特定入院料を算定している間に算定できる入院基本料等加
算は，次に掲げるものとする。

① A300 救命救急入院料を算定している間に算定できる入院基本料等加
算

ア A204-2 臨床研修病院入院診療加算

イ　A205-2　超急性期脳卒中加算

　ウ　A205-3　妊産婦緊急搬送入院加算

　エ　A209　特定感染症入院医療管理加算

　オ　A210　難病等特別入院診療加算（2に限る。）

　カ　A234-3　患者サポート体制充実加算

　キ　A234-4　重症患者初期支援充実加算

　ク　A234-5　報告書管理体制加算

　ケ　A236　褥瘡ハイリスク患者ケア加算

　コ　A242-2　術後疼痛管理チーム加算

　サ　A244　病棟薬剤業務実施加算（2に限る。）

　シ　A246　入退院支援加算（1のイ及び3に限る。）

　ス　A247　認知症ケア加算

　セ　A247-2　せん妄ハイリスク患者ケア加算

　ソ　A248　精神疾患診療体制加算（A300救命救急入院料の注2に規定する精神疾患診断治療初回加算を算定しない場合に限る。）

　タ　A251　排尿自立支援加算

②　A301 特定集中治療室管理料を算定している間に算定できる入院基本料等加算

　ア　A204-2　臨床研修病院入院診療加算

　イ　A205-2　超急性期脳卒中加算

　ウ　A205-3　妊産婦緊急搬送入院加算

　エ　A209　特定感染症入院医療管理加算

　オ　A210　難病等特別入院診療加算（2に限る。）

　カ　A230-4　精神科リエゾンチーム加算

　キ　A232　がん拠点病院加算

　ク　A234-3　患者サポート体制充実加算

　ケ　A234-4　重症患者初期支援充実加算

　コ　A234-5　報告書管理体制加算

　サ　A236　褥瘡ハイリスク患者ケア加算

　シ　A242-2　術後疼痛管理チーム加算

　ス　A244　病棟薬剤業務実施加算（2に限る。）

　セ　A246　入退院支援加算（1のイ及び3に限る。）

ソ　A247　認知症ケア加算

　　タ　A247-2　せん妄ハイリスク患者ケア加算

　　チ　A248　精神疾患診療体制加算

　　ツ　A251　排尿自立支援加算

③　A301-2 ハイケアユニット入院医療管理料を算定している間に算定でき
　る入院基本料等加算

　　ア　A204-2　臨床研修病院入院診療加算

　　イ　A205-2　超急性期脳卒中加算

　　ウ　A205-3　妊産婦緊急搬送入院加算

　　エ　A209　特定感染症入院医療管理加算

　　オ　A210　難病等特別入院診療加算（2に限る。）

　　カ　A230-4　精神科リエゾンチーム加算

　　キ　A232　がん拠点病院加算

　　ク　A234-3　患者サポート体制充実加算

　　ケ　A234-4　重症患者初期支援充実加算

　　コ　A234-5　報告書管理体制加算

　　サ　A236　褥瘡ハイリスク患者ケア加算

　　シ　A242-2　術後疼痛管理チーム加算

　　ス　A244　病棟薬剤業務実施加算（2に限る。）

　　セ　A246　入退院支援加算（1のイ及び3に限る。）

　　ソ　A247　認知症ケア加算

　　タ　A247-2　せん妄ハイリスク患者ケア加算

　　チ　A248　精神疾患診療体制加算

　　ツ　A251　排尿自立支援加算

④　A301-3 脳卒中ケアユニット入院医療管理料を算定している間に算定
　できる入院基本料等加算

　　ア　A204-2　臨床研修病院入院診療加算

　　イ　A205-2　超急性期脳卒中加算

　　ウ　A205-3　妊産婦緊急搬送入院加算

　　エ　A209　特定感染症入院医療管理加算

　　オ　A210　難病等特別入院診療加算（2に限る。）

　　カ　A230-4　精神科リエゾンチーム加算

キ　A234-3　患者サポート体制充実加算

ク　A234-4　重症患者初期支援充実加算

ケ　A234-5　報告書管理体制加算

コ　A236　褥瘡ハイリスク患者ケア加算

サ　A244　病棟薬剤業務実施加算（2に限る。）

シ　A246　入退院支援加算（1のイ及び3に限る。）

ス　A247　認知症ケア加算

セ　A247-2　せん妄ハイリスク患者ケア加算

ソ　A248　精神疾患診療体制加算

タ　A251　排尿自立支援加算

⑤　A301-4 小児特定集中治療室管理料を算定している間に算定できる入院基本料等加算

ア　A204-2　臨床研修病院入院診療加算

イ　A205-2　超急性期脳卒中加算

ウ　A209　特定感染症入院医療管理加算

エ　A210　難病等特別入院診療加算（2に限る。）

オ　A234-3　患者サポート体制充実加算

カ　A234-4　重症患者初期支援充実加算

キ　A234-5　報告書管理体制加算

ク　A236　褥瘡ハイリスク患者ケア加算

ケ　A242-2　術後疼痛管理チーム加算

コ　A244　病棟薬剤業務実施加算（2に限る。）

サ　A246　入退院支援加算（1のイ及び3に限る。）

シ　A248　精神疾患診療体制加算

ス　A251　排尿自立支援加算

⑥　A302 新生児特定集中治療室管理料を算定している間に算定できる入院基本料等加算

ア　A204-2　臨床研修病院入院診療加算

イ　A205-2　超急性期脳卒中加算

ウ　A209　特定感染症入院医療管理加算

エ　A210　難病等特別入院診療加算（2に限る。）

オ　A234-3　患者サポート体制充実加算

参考資料2　199

　　カ　A234-4　重症患者初期支援充実加算

　　キ　A234-5　報告書管理体制加算

　　ク　A236　褥瘡ハイリスク患者ケア加算

　　ケ　A244　病棟薬剤業務実施加算（2に限る。）

　　コ　A246　入退院支援加算（1のイ及び3に限る。）

　　サ　A251　排尿自立支援加算

⑦　A302-2 新生児特定集中治療室重症児対応体制強化管理料を算定している間に算定できる入院基本料等加算

　　ア　A204-2　臨床研修病院入院診療加算

　　イ　A205-2　超急性期脳卒中加算

　　ウ　A209　特定感染症入院医療管理加算

　　エ　A210　難病等特別入院診療加算（2に限る。）

　　オ　A234-3　患者サポート体制充実加算

　　カ　A234-4　重症患者初期支援充実加算

　　キ　A234-5　報告書管理体制加算

　　ク　A236　褥瘡ハイリスク患者ケア加算

　　ケ　A244　病棟薬剤業務実施加算（2に限る。）

　　コ　A246　入退院支援加算（1のイ及び3に限る。）

　　サ　A251　排尿自立支援加算

⑧　A303 総合周産期特定集中治療室管理料を算定している間に算定できる入院基本料等加算

　　ア　A204-2　臨床研修病院入院診療加算

　　イ　A205-2　超急性期脳卒中加算

　　ウ　A205-3　妊産婦緊急搬送入院加算

　　エ　A209　特定感染症入院医療管理加算

　　オ　A210　難病等特別入院診療加算（2に限る。）

　　カ　A234-3　患者サポート体制充実加算

　　キ　A234-4　重症患者初期支援充実加算

　　ク　A234-5　報告書管理体制加算

　　ケ　A236　褥瘡ハイリスク患者ケア加算

　　コ　A242-2　術後疼痛管理チーム加算（A303総合周産期特定集中治療室管理料の「1」の母体・胎児集中治療室管理料を算定している場合

に限る。)

サ A244 病棟薬剤業務実施加算（2に限る。）

シ A246 入退院支援加算（1のイ及び3に限る。）

ス A248 精神疾患診療体制加算

セ A251 排尿自立支援加算

⑨ A303-2 新生児治療回復室入院医療管理料を算定している間に算定できる入院基本料等加算

ア A204-2 臨床研修病院入院診療加算

イ A205-2 超急性期脳卒中加算

ウ A209 特定感染症入院医療管理加算

エ A210 難病等特別入院診療加算（2に限る。）

オ A234-3 患者サポート体制充実加算

カ A234-4 重症患者初期支援充実加算

キ A234-5 報告書管理体制加算

ク A236 褥瘡ハイリスク患者ケア加算

ケ A246 入退院支援加算（1のイ及び3に限る。）

コ A251 排尿自立支援加算

⑩ A305 一類感染症患者入院医療管理料を算定している間に算定できる入院基本料等加算

ア A204-2 臨床研修病院入院診療加算

イ A205-2 超急性期脳卒中加算

ウ A205-3 妊産婦緊急搬送入院加算

エ A234-3 患者サポート体制充実加算

オ A234-5 報告書管理体制加算

カ A236 褥瘡ハイリスク患者ケア加算

キ A246 入退院支援加算（1のイに限る。）

ク A246-3 医療的ケア児（者）入院前支援加算

ケ A251 排尿自立支援加算

⑪ A307 小児入院医療管理料の「1」又は「2」を算定している間に算定できる入院基本料等加算

ア A204-2 臨床研修病院入院診療加算

イ A205-2 超急性期脳卒中加算

ウ　A206　在宅患者緊急入院診療加算

　　エ　A212　超重症児（者）入院診療加算・準超重症児（者）入院診療加算

　　オ　A220-2　特定感染症患者療養環境特別加算

　　カ　A221-2　小児療養環境特別加算

　　キ　A226-2　緩和ケア診療加算

　　ク　A226-4　小児緩和ケア診療加算

　　ケ　A232　がん拠点病院加算

　　コ　A234-3　患者サポート体制充実加算

　　サ　A234-5　報告書管理体制加算

　　シ　A236　褥瘡ハイリスク患者ケア加算

　　ス　A242-2　術後疼痛管理チーム加算

　　セ　A246　入退院支援加算（1のイ及び3に限る。）

　　ソ　A246-3　医療的ケア児（者）入院前支援加算

　　タ　A248　精神疾患診療体制加算

　　チ　A251　排尿自立支援加算

⑫　A307 小児入院医療管理料納期の「3」又は「4」を算定している間に算定できる入院基本料等加算

　　ア　A204-2　臨床研修病院入院診療加算

　　イ　A205-2　超急性期脳卒中加算

　　ウ　A206　在宅患者緊急入院診療加算

　　エ　A212　超重症児（者）入院診療加算・準超重症児（者）入院診療加算

　　オ　A220-2　特定感染症患者療養環境特別加算

　　カ　A221-2　小児療養環境特別加算

　　キ　A234-3　患者サポート体制充実加算

　　ク　A234-5　報告書管理体制加算

　　ケ　A236　褥瘡ハイリスク患者ケア加算

　　コ　A242-2　術後疼痛管理チーム加算

　　サ　A246　入退院支援加算（1のイ及び3に限る。）

　　シ　A246-3　医療的ケア児（者）入院前支援加算

　　ス　A248　精神疾患診療体制加算

　　セ　A251　排尿自立支援加算

⑬　A307 小児入院医療管理料の「5」を算定している間に算定できる入院

基本料等加算

ア A204-2　臨床研修病院入院診療加算

イ A205-2　超急性期脳卒中加算

ウ A206　在宅患者緊急入院診療加算

エ A212　超重症児（者）入院診療加算・準超重症児（者）入院診療加算

オ A220-2　特定感染症患者療養環境特別加算

カ A221-2　小児療養環境特別加算

キ A231-2　強度行動障害入院医療管理加算

ク A231-4　摂食障害入院医療管理加算

ケ A234-3　患者サポート体制充実加算

コ A234-5　報告書管理体制加算

サ A236　褥瘡ハイリスク患者ケア加算

シ A242-2　術後疼痛管理チーム加算

ス A246　入退院支援加算（1のイ及び3に限る。）

セ A246-3　医療的ケア児（者）入院前支援加算

ソ A248　精神疾患診療体制加算

タ A251　排尿自立支援加算

(5) 入院日Ⅲを超えた場合の取扱い

入院期間が診断群分類点数表に掲げる入院日Ⅲを超えた日以降の診療報酬は，医科点数表により算定する。ただし，次の点に留意すること。

① 悪性腫瘍患者等（化学療法等を実施されたものに限る。）に対して，診断群分類点数表に掲げる入院日Ⅲまでに化学療法等を実施されない場合は，入院期間Ⅲを超えた日以降も当該患者に投与する抗悪性腫瘍剤等の薬剤料及び当該薬剤に関する医科点数表に掲げる第2章第5部投薬及び第6部注射（G020無菌製剤処理料を除く。）の費用を算定することはできない（当該悪性腫瘍剤等以外の薬剤に関する医科点数表に掲げる第2章第5部投薬及び第6部注射の費用は算定できる。）。

なお，「化学療法等を実施された」診断群分類とは，次のいずれかに該当する診断群分類をいう。

ア 悪性腫瘍患者に対する化学療法（第2の3の（5）の①に掲げる「化学療法」）に係る診断群分類区分（いわゆる「化学療法あり」の診断

群分類区分を含む。）

　イ　ア以外であって，特定の薬剤名（成分名）を含む診断群分類区分
　　　（この場合にあっては悪性腫瘍患者以外の患者が含まれるため留意する
　　　こと。）

　　この際，入院期間Ⅲを超えた日以降に算定できない「抗悪性腫瘍剤等
　の薬剤料」とは，アに該当する診断群分類区分にあっては，悪性腫瘍に
　対する抗腫瘍用薬，ホルモン療法，免疫療法等の抗腫瘍効果を有する薬
　剤（第2の3の（5）の①に掲げる「化学療法」に定義される薬剤）に係
　る薬剤料であり，イに該当する診断群分類区分にあっては，明示された
　薬剤（明示された薬剤以外の薬剤と併用することが添付文書等により医
　学的に明らかな場合にあっては，当該併用薬剤を含む。）に係る薬剤料
　である。

　　上記以外の薬剤料（例：糖尿病に係る薬剤料）については，別に算定
　できる。

②　入院日Ⅲを超えた日以降に手術を実施した場合は，「手術あり」の分
　岐を選択すること。

(6)　外泊の取扱い

①　入院患者の外泊期間中の入院料等については，患者の入院している病
　棟について病院が届け出ている入院基本料の基本点数の15％又は特定入
　院料の15％（地域包括ケア病棟入院料1から4まで及び地域包括ケア入
　院医療管理料1から4までのいずれかを算定する病棟又は病床において診
　断群分類点数表により療養に要する費用の額を算定する患者について
　は，一般病棟の入院基本料の基本点数の15％）を算定するが，精神及
　び行動の障害の患者について治療のために外泊を行わせる場合は，更に
　15％を算定できる。

　　ただし，上記により入院基本料の基本点数又は特定入院料の30％を算
　定することができる期間は，連続して3日以内に限り，かつ，月（同一
　暦月）6日以内に限る。

②　入院中の患者が在宅医療に備えて一時的に外泊する場合に，当該在宅
　医療に関する指導管理が行われた場合には，上記の点数に加え，C100
　退院前在宅療養指導管理料を外泊初日1回に限り算定できる。

③　外泊期間は，診断群分類点数表等による診療報酬の算定に当たり，入

院期間として算入するものとする。

(7) 同一傷病での再入院に係る取扱い

① DPC算定対象となる病棟等に入院していた患者（地域包括ケア病棟入院料1から4まで及び地域包括ケア入院医療管理料1から4までのいずれかを算定する病棟又は病床において診断群分類点数表により算定する患者を含む。）が，当該病棟等より退院した日の翌日又は転棟した日から起算して7日以内にDPC算定対象となる病棟等（地域包括ケア病棟入院料1から4まで及び地域包括ケア入院医療管理料1から4までのいずれかを算定する一般病棟の病床を含む。）に再入院（DPC算定対象とならない病棟へ転棟した後の再転棟又は当該保険医療機関と特別な関係にある保険医療機関に再入院した場合を含む。以下「再入院」という。）した場合について，次に該当する場合（以下「同一傷病等」という。）は，当該再入院は前回入院と一連の入院とみなすこととし，当該再入院の入院期間の起算日は初回の入院日とする。なお，退院期間は入院期間として算入しない（DPC算定対象とならない病棟への転棟期間は入院期間として算入する。）。

ア 直近のDPC算定対象となる病棟等に入院していた際の「医療資源を最も投入した傷病名」と再入院の際の「入院の契機となった傷病名」の診断群分類の上2桁が同一である場合又は直近のDPC算定対象となる病棟等に入院していた際の「医療資源を最も投入した傷病名」と再入院の際の「医療資源を最も投入した傷病名」の診断群分類の上6桁が同一である場合

イ 再入院の際の「入院の契機となった傷病名」に，定義テーブルにおいて診断群分類ごとに定める「医療資源を最も投入した傷病名」欄に掲げるICDコード以外のICDコード又は診断群分類「180040 手術・処置等の合併症」に定義されるICDコードを選択した場合

また，直近の入院における「医療資源を最も投入した傷病名」と再入院時の「入院の契機となった傷病名」の診断群分類の上2桁が異なり同一傷病等の一連の入院に該当しないにもかかわらず，直近の入院の際の「医療資源を最も投入した傷病名」と再入院の際の「医療資源を最も投入した傷病名」の診断群分類の上2桁が同一である場合は，再入院の際の「入院の契機となった傷病名」に係る治療内容と経過に

ついて，診療報酬明細書の摘要欄に記載すること。

② あらかじめ当該病院に再入院することが決まっており，再入院時の
「医療資源を最も投入した傷病名」が悪性腫瘍であり，かつ，化学療法
（第2の3の（5）の①に掲げる「化学療法」）に係る診断群分類区分（い
わゆる「化学療法あり」の診断群分類区分を含む。）に該当する場合は，
①に該当する場合であっても，①の同一傷病等での再入院に係る取扱い
から除き一連の入院とはみなさない。この場合においては，化学療法の
実施日（予定日）及びレジメンを含む化学療法の概要を診療報酬明細書
の摘要欄に記載すること。なお，当該規定は，再転棟の場合には適用さ
れないので留意すること。

③ ①及び②の再入院に係る取扱いにかかわらず，A200-2 急性期充実体
制加算，A204-2 臨床研修病院入院診療加算，A205 救急医療管理加算
から A206 在宅患者緊急入院診療加算まで，A212 超重症児（者）入院
診療加算・準超重症児（者）入院診療加算，A231-3 依存症入院医療管
理加算，A232 がん拠点病院加算，A234-3 患者サポート体制充実加算，
A236-2 ハイリスク妊娠管理加算，A237 ハイリスク分娩管理加算（「1」
のハイリスク分娩管理加算に限る。），A243-2 バイオ後続品使用体制加
算，A246 入退院支援加算（入退院支援加算1を除く。），A246-3 医療的
ケア児（者）入院前支援加算，A247-2 せん妄ハイリスク患者ケア加算，
A253 協力対象施設入所者入院加算，B004 退院時共同指導料1，B005
退院時共同指導料2，B006-3 退院時リハビリテーション指導料，B011-6
栄養情報連携料，B014 退院時薬剤情報管理指導料及び B015 精神科退
院時共同指導料の費用は，以下のア及びイの場合を除き，再入院時には
算定することができない。

ア 退院後，一旦治癒し又は治癒に近い状態までになり，その後再発し
て当該保険医療機関又は当該保険医療機関と特別の関係にある保険医
療機関に入院した場合

イ 退院の日から起算して3月以上（悪性腫瘍，難病の患者に対する医
療等に関する法律（平成26年法律第50号）第5条第1項に規定する指
定難病（同法第7条第4項に規定する医療受給者証を交付されている
患者（同条第1項各号に規定する特定医療費の支給認定に係る基準を
満たすものとして診断を受けたものを含む。）に係るものに限る。）又

は「特定疾患治療研究事業について」（昭和48年4月17日衛発第242号）に掲げる疾患（当該疾患に罹患しているものとして都道府県知事から受給者証の交付を受けているものに限る。ただし，スモンについては過去に公的な認定を受けたことが確認できる場合等を含む。）に罹患している患者については1月以上）の期間，診断群分類区分の上6桁が同一の場合について，いずれの保険医療機関に入院することなく経過した後に，当該保険医療機関又は当該保険医療機関と特別の関係にある保険医療機関に入院した場合

(8) 同一傷病等での再入院に係る特定入院料の加算の取扱い

同一傷病等による7日以内の再入院に当たっての特定入院料の加算については，前回入院と一連の入院とみなした日数を限度日数とすること。

(9) 地域包括ケア入院医療管理料1から4までのいずれかを算定する病室に転室する場合等の取扱い

DPC算定対象となる病棟等から地域包括ケア入院医療管理料1から4までに係る届出を行っている病室（一般病棟の病室に限る。）に転室した場合，第2の2の（1）の③に掲げる診断群分類点数表に定める入院期間Ⅲまでの期間は，引き続き転室前と同じ診断群分類区分により算定することとし，起算日は当該入院日とする。なお，診断群分類点数表により算定する期間は，地域包括ケア入院医療管理料1から4までを算定することはできない。

また，DPC算定対象となる病棟等に入院していた患者が退院の翌日から起算して7日以内に地域包括ケア入院医療管理料1から4までのいずれかを算定する病室に再入院（転室）する場合は，「入院の契機となった傷病名」の診断群分類を決定し診療報酬明細書の摘要欄に記載することとし，当該診断群分類番号に基づき（7）の規定に該当する場合は，一連の入院として直近のDPC算定対象となる病棟等において算定した診断群分類区分と同じ区分により引き続き算定することとし，起算日は初回の入院日とする。

なお，（7）の規定に該当しない場合は，地域包括ケア入院医療管理料1から4までを算定する病室への再入院（転室）となった際の「入院の契機となった傷病名」に係る治療内容及び経過について，診療報酬明細書の摘要欄に記載すること。

(10) 地域包括ケア病棟入院料1から4までのいずれかを算定する病棟に転棟する場合等の取扱い

　　DPC算定対象となる病棟等から地域包括ケア病棟入院料1から4までに係る届出を行っている病棟（一般病棟に限る。）に転棟した場合，第2の2の（1）の②に掲げる診断群分類点数表に定める入院日Ⅱまでの期間は，引き続き転棟前と同じ診断群分類区分により算定することとし，起算日は当該入院日とする。ただし，第2の2の（1）の③に掲げる入院期間Ⅲにおいて，地域包括ケア病棟入院料1から4までに係る届出を行っている病棟に転棟した場合は，転棟した日から医科点数表により算定する。なお，診断群分類点数表により算定する期間は，地域包括ケア病棟入院料1から4までを算定することはできない。

　　また，DPC算定対象となる病棟等に入院していた患者が退院の翌日から起算して7日以内に地域包括ケア病棟入院料1から4までを算定する病棟に再入院（転棟）する場合であって，（7）に該当する場合は，入院日Ⅱまでの期間は一連の入院として直近のDPC算定対象となる病棟等において算定した診断群分類区分と同じ区分により算定することとし，起算日は初回の入院日とする。この場合において，「入院の契機となった傷病名」の診断群分類を診療報酬明細書の摘要欄に記載すること。

　　なお，DPC算定対象となる病棟等に入院していた患者が退院の翌日から起算して7日以内に地域包括ケア病棟入院料1から4までを届け出る病棟に再入院（転棟）する場合であって，（7）に該当しない場合は，地域包括ケア病棟入院料1から4までを届け出る病棟への再入院（転棟）となった際の「入院の契機となった傷病名」に係る治療内容及び経過について，診療報酬明細書の摘要欄に記載すること。

(11) 退院時処方の取扱い

　　診断群分類区分の決定に当たり，退院時処方（退院後に在宅において使用するための薬剤を退院時に処方することをいう。）した場合は，当該処方は投入した医療資源に含めないこと。

　　ただし，その場合において，別に薬剤料のみを算定できる。

(12) 入院中の患者に係る対診・他医療機関受診の取扱い

　　診療上必要があり，入院中の患者に対し他の保険医療機関の保険医の立合診察（以下「対診」という。）が実施された場合又は入院中の患者が他

の保険医療機関を受診し診療が実施された場合における診療の費用（対診が実施された場合の初・再診料及び往診料を除く。）は，当該保険医療機関の保険医が実施した診療の費用と同様に取扱い，当該保険医療機関において算定すること。

なお，この場合の医療機関間での診療報酬の分配は，相互の合議に委ねるものとする。

(13) 第1の2の（6）に該当する場合は，以下のとおり取り扱うこと。なお，再度診断群分類点数表により算定することとなった場合の入院期間の算定の起算日は，入院の日とする。

① 月平均の入院患者数が，医療法の規定に基づき許可を受け，若しくは届出をし，又は承認を受けた病床数に100分の105を乗じて得た数以上となった場合は，当該月の翌月から医科点数表により算定すること。その後，100分の105を乗じて得た数未満となった場合は，当該月の翌月から再度診断群分類点数表により算定すること。

② 医師等の員数が医療法で有することとされている医師等の員数の100分の70以下となった場合は，当該月の翌月から医科点数表により算定すること。その後，医師等の員数が100分の70を超えた場合は，当該月の翌月から再度診断群分類点数表により算定すること。

(14) 診断群分類120290 産科播種性血管内凝固症候群又は130100 播種性血管内凝固症候群（以下「DIC」という。）によって請求する際は，一連の入院の中で医療資源を最も投入したDICであることについて，より的確な審査を行うため，以下の内容を診療報酬明細書の摘要欄に記載すること。

・DICの原因と考えられる基礎疾患

・厚生労働省DIC基準によるDICスコア又は急性期DIC診断基準（日本救急医学会DIC特別委員会）によるDICスコア

・入院期間中に実施された治療内容（DIC及びDICの原因と考えられる基礎疾患に対する治療を含む。）及び検査値等の推移

(15) 診断群分類点数表等による診療報酬の算定方法

対象患者の診療報酬は，（1）から（14）までにより算定する。

なお，入院時食事療養費に係る食事療養の費用については，入院時食事療養費に係る食事療養及び入院時生活療養費に係る生活療養の費用の額の算定に関する基準により算定する。

参考資料2　209

2　診療報酬の調整等

(1) 診療報酬の請求方法は，患者の退院時に決定された請求方法をもって一の入院期間において統一するものとする。

(2) 入院当初は診断群分類点数表により療養に要する費用の額を算定していた患者が，退院時には医科点数表により療養に要する費用の額を算定することとなった場合等，入院期間内において診療報酬の請求方法が複数存在する場合は，退院（DPC算定対象となる病棟等以外の病棟に転棟する場合を含む。）時に決定された請求方法により必要な請求を行うものとする。

(3) 転棟した場合等の取扱い

① DPC算定対象となる病棟等以外の病棟等に転棟した場合には，転棟した日の診療報酬の算定は医科点数表によるものとする。この場合において，DPC算定対象となる病棟等以外の病棟等における入院料等の算定に当たっては，入院期間の算定の起算日は入院の日とする。

② DPC算定対象となる病棟等以外の病棟等からDPC算定対象となる病棟等に転棟し，診断群分類点数表等により診療報酬を算定する場合には，当該病棟等に転棟した日を診断群分類点数表等による入院期間の算定の起算日とする。

なお，DPC算定対象となる病棟等からDPC算定対象となる病棟等以外の病棟等に転棟し，その後，DPC算定対象となる病棟等に再転棟した場合についても同様の取り扱いとする。

ただし，1の（7）に該当する場合はこの限りではない。

(4) 退院の日における療養に適用する診断群分類区分と退院の日の前日までにおける療養に適用した診断群分類区分とが異なる場合には，退院の日の属する月の前月までに療養に要する費用の額として算定した額と同月までの療養について退院の日における療養に適用する診断群分類区分により算定した額との差額を，退院の日の属する月の分の費用の額を算定する際の点数において調整する。

(5) (4) の規定にかかわらず，算定告示別表16に規定する調整日（退院の日を除く。この項において同じ。）における療養に適用する診断群分類区分と調整日の前日までにおける療養に適用した診断群分類区分とが異なる場合には，調整日の属する月の前月までに療養に要する費用の額として算定した額と同月までの療養について調整日における療養に適用する診断群分

類区分により算定した額との差額を，調整日の属する月の分の費用の額を算定する際の点数において調整する。

(6) 同一傷病等での7日以内の再入院となった患者の取扱いについては，初回入院，再入院を合わせて一入院とし，(1)から(5)までに準じて取り扱うこと。

3　その他

(1) 外泊及び転棟した場合等の取扱いについては，適切に取り扱われるよう十分に留意すること。

(2) 入院中の患者に対して使用する薬剤は，入院する病院において入院中に処方することが原則であり，入院が予定されている場合に，当該入院の契機となる傷病の治療に係るものとして，あらかじめ当該病院又は他の病院等で処方された薬剤を患者に持参させ，当該病院が使用することは特別な理由がない限り認められない。なお，特別な理由とは，単に病院や医師等の方針によるものではなく，個々の患者の状態等に応じた個別具体的な理由であることが必要である（やむを得ず患者が持参した薬剤を入院中に使用する場合においては，当該特別な理由を診療録に記載すること。）。

第4　経過措置

係数告示別表第一から別表第三までに掲げる病院の一般病棟について，令和6年4月30日までに診療報酬として算定した額と，同月までの療養について同年5月31日における療養に適用する診断群分類区分により算定した額との差額を，同月分の費用の額を算定する際に調整し，算定告示別表16に規定する調整日において調整する場合には，同年6月分以降の費用の額について調整する。なお，この場合において，入院期間の起算日は入院の日とする。

索　引

あ

悪性腫瘍特異物質治療管理料…64, 85
アルブミン製剤……………………104
医科診療報酬点数表…………157
医師の署名…………………………76
一入院包括…………………………25
医療機関別係数……………………11
医療資源病名…………13, 106, 108
医療保険制度…………………………2
院内パス……………………………23
疑い病名………………………46, 131
衛生材料……………………………95
栄養管理計画書……………………39
栄養指導……………………………115
オーダー………………………………6
おやつ………………………………49

か

外泊……………………………118, 203
画像診断……………………………86
過量投与……………………………92
カルテ記載…………62, 72, 74, 76
患者パス……………………………21
期間の制限……………………………5
機能評価係数………………………11
基本診療料………………112, 157
基本的検体検査実施料…………78
禁忌…………………………………92

薬の適応…………………………92

クリニカルパス……………………21
グロブリン製剤……………………104
血液検査……………………………78
血液製剤………………………98, 104
血漿成分製剤……………102, 146
血漿分画製剤……………104, 146
減額査定……………………………140
検査の費用…………………………78
検食…………………………………48
検体採取………………………78, 82
呼吸心拍監視………………………70
国保診療報酬審査委員会………138
国保連………………………………138
国民健康保険団体連合会………138
個室料………………………………58
固定費………………………………18
混合診療………………………………6

さ

在宅療養……………………………130
材料価格……………………………156
差額ベッド…………………………58
算定回数………………………………5
算定要件………5, 66, 70, 89, 155
試験穿刺……………………………82
施設基準…………………156, 160
支払基金……………………………138

社会保険診療報酬支払基金………138
社会保険診療報酬請求書審査委員会
　………………………………138
集団栄養食事指導料……………116
主傷病名…………………………106
自由診療……………………………6
腫瘍マーカー…………………64, 84
症状詳記…………………………147
小児食物アレルギー食…………116
傷病名……………131, 140, 142
食事のオーダー…………………48
食事療養費………48, 114, 156, 161
食止めのオーダー………………114
処置範囲…………………………74
署名…………………………36, 76
審査委員会………………………138
審査支払機関……………………138
診断群分類……………………8, 154
診断群分類コード………………13
診断群分類ツリー図……………13
診断群分類定義樹形図…………13
診断群分類点数表…………154, 161
心電図モニター…………………70
診療情報提供書……………56, 124
診療報酬請求………………………6
診療報酬点数………………4, 153
診療報酬点数表………153, 154, 155
診療報酬明細書…………………138
診療録………………………………62
診療録管理体制加算………45, 136
セカンドオピニオン……………126
選定療養…………………………58

た

退院サマリー……………124, 136
退院時共同指導料………………126
退院時処方………………………128
退院時のオーダー………………122
退院時のカルテチェック………131
退院時要約………………………136
短期滞在手術等基本料3………25
注…………………………………159
長期入院…………………………120
通則………………………………158
通知………………………………160
提出データ………………………134
DPCコーディング……………13, 44
DPC点数表………………………154
DPCの基本構造…………………14
DPC変更…………………………108
DPC/PDPS…………8, 13, 17, 146
DPC/PDPS導入のメリット………17
DPC/PDPSの基本式………………8
DPC/PDPSの対象外………………13
DPC/PDPSの導入後………………17
DPC/PDPSのレセプト……106, 146
適応外使用………………………92
出来高……………………………4
出来高評価部分……………………8
摘要欄……………………………142
転科………………………………108
特定入院期間…………10, 131, 140
特定保険医療材料…………95, 147
特定薬剤治療管理料……………66
特別食……………………49, 52, 116

特掲診療料……………4, 156, 157

な

内視鏡検査………………………82
入院栄養食事指導料………………116
入院から退院までの流れ…………28
入院期間……………………………10
入院契機病名……………13, 106, 108
入院後発症傷病名………15, 106, 108
入院時オーダー……………………33
入院時併存傷病名………15, 106, 108
入院診療計画書……………………36
入院中の他科受診…………………112
入院日数……………………………10
入力ミスのチェック………………142

は

パス…………………………………21
番号…………………………………159
病院経営……………………………18
被用者保険…………………………138
病床稼働率…………………………18
病棟運営……………………………18
病名管理……………………………108
病名記載……………………………141
病名整理……………………………131
病名登録……………………………44
病名漏れチェック…………………145
病理検査………………………78, 82
病歴要約…………………………124, 136
副傷病名…………………………15, 142
服薬指導……………………………115

普通食………………………………48
平均在院日数……………………10, 120
変動費………………………………18
包括支払制度………………………8
包括範囲外……………74, 102, 128
包括評価部分………………………8
保険医………………………………2
保険医療機関………………………2
保険医療機関及び
　　保険医療養担当規則……………163
保険外診療…………………………6
保険外併用療養費制度…………6, 58
保険者………………………………138
保険診療…………………………2, 5

ま

麻酔…………………………………89
無駄な検査…………………………82

や

薬剤管理指導料……………………116
薬価…………………………………156
輸血…………………………………98
輸血同意書…………………………99
用法外使用…………………………92

ら

臨床研修病院入院診療加算……68, 77
レセコン………………………142, 152
レセプト……………138, 140, 142
レセプトチェック……138, 147, 153
連携パス……………………………23

著者略歴

藍　真澄　（あい・ますみ）
東京科学大学病院保険医療管理部　教授

1995年東京医科歯科大学医学部医学科卒業，同大学医学部内科学第三教室入局，
2000年同大学からの人事交流にて厚生省（現厚生労働省）保険局医療課へ出向
その後，東京医科歯科大学医学部附属病院老年病内科助教，米国Tufts大学客員研究
員，東京医科歯科大学生命倫理研究センター講師を経て，2013年より現職（2024年よ
り東京科学大学に改称）
臨床の専門分野は，脂質異常症，糖尿病，動脈硬化症
総合内科専門医，動脈硬化専門医・指導医，糖尿病専門医・研修指導医

入院医療のための保険診療ガイド 第3版
日常業務のポイントからレセプトチェックまで

定価　本体2,800円（税別）

2014年12月25日　初版発行
2020年 4 月20日　第 2 版発行
2025年 4 月30日　第 3 版発行

編　著　　藍 真澄

発行人　　武田 信

発行所　　株式会社 じ ほ う

　　　　　101-8421　東京都千代田区神田猿楽町1-5-15（猿楽町SSビル）
　　　　　振替　00190-0-900481
　　　　＜大阪支局＞
　　　　　541-0044　大阪市中央区伏見町2-1-1（三井住友銀行高麗橋ビル）
　　　　　お問い合わせ　https://www.jiho.co.jp/contact/

©2025　　　　　　　　　　　組版 スタジオ・コア　印刷　(株)暁印刷
Printed in Japan

本書の複写にかかる複製，上映，譲渡，公衆送信（送信可能化を含む）の各権利は
株式会社じほうが管理の委託を受けています。

JCOPY ＜出版者著作権管理機構 委託出版物＞
本書の無断複製は著作権法上での例外を除き禁じられています。
複製される場合は，そのつど事前に，出版者著作権管理機構（電話 03-5244-5088,
FAX 03-5244-5089, e-mail：info@jcopy.or.jp）の許諾を得てください。

万一落丁，乱丁の場合は，お取替えいたします。

ISBN 978-4-8407-5653-2